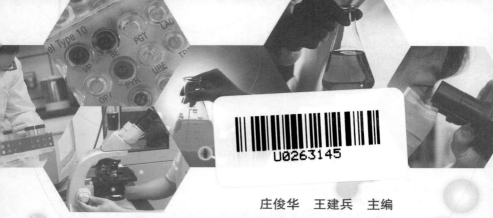

U0263145

庄俊华　王建兵　主编

临床检验掌中宝 第②版

广东省出版集团
广东科技出版社
·广州·

图书在版编目（CIP）数据

临床检验掌中宝/庄俊华，王建兵主编. —2版. —广州：
广东科技出版社，2014.1（2024.3 重印）
ISBN 978-7-5359-5794-8

Ⅰ. ①临… Ⅱ. ①庄…②王… Ⅲ. ①临床医学—医
学检验 Ⅳ. ①R446.1

中国版本图书馆CIP数据核字（2012）第255535号

出 版 人：朱文清
责任编辑：李希希　吕健　郭芷莹
封面设计：友间文化
责任校对：罗美玲
责任印刷：彭海波
出版发行：广东科技出版社
　　　　　（广州市环市东路水荫路11号　邮政编码：510075）
销售热线：020-37607413
https://www.gdstp.com.cn
E-mail: gdkjbw@nfcb.com.cn
经　　销：广东新华发行集团股份有限公司
排　　版：广州市友间文化传播有限公司
印　　刷：佛山市浩文彩色印刷有限公司
　　　　　（南海区狮山科技工业园A区　邮政编码：528225）
规　　格：889mm×1 194mm　1/64　印张6.375　字数130千
版　　次：2012年1月第2版
　　　　　2024年3月第10次印刷
定　　价：18.00元

如发现因印装质量问题影响阅读，请与承印厂联系调换。

　　检验医学是临床诊断中不可分割的一个重要组成部分。它对疾病的诊断、疗效、预后判断以及健康评价等有着十分重要的意义。近年来，由于科学技术的飞速发展，基础医学研究的重大突破，出现了许多新理论、新项目、新技术、新方法，将检验医学推向了一个新的高度。不少临床工作者由于不熟悉这些进展，使这些新项目和新技术不能发挥其应有的作用。不少原有的项目也随科学发展增添或修改了应用价值。

　　有鉴于此，庄俊华等同志从临床和实验室实际出发，结合自己多年的临床检验工作经验，参阅了大量的国内外文献，编写了《临床检验掌中宝》一书。他们从帮助临床医生在临床工作中及时翻阅查对检验项目，护士正确采集临床标本的角度出发，将1 000余项检验项目按检验专业分类编排介绍。对每一检验项目进行简明扼要的介绍。本书力求内容全面新颖，切合临床，实用性强。

　　作者长期从事临床检验工作，许多检验项目都曾亲自操作，具有丰富的实际经验和体会。作者还长期担任了医学院的教学工作，在书中注意将理论和实际融会贯通、学以致用。本书不失为一本有实际价值的著作，适合临床医师、护师、医学生和检验人员等随身携带阅读。

　　本书的出版必将对临床医师更有效和正确地使用现代医学检验数据提供有价值的信息。

杨振华

2004年3月

序
（第2版）

　　《临床检验掌中宝》（第1版）自2004年7月出版以来，受到了读者的广泛好评。它对于促进检验医学的发展，提高医疗诊疗质量，读者快速查阅检验项目起到了积极重要的作用。

　　近年来，检验医学在临床医学中的作用日益突出并不断加强。随着现代科学技术的迅猛发展，临床检验自动化的提高及基础医学研究的重大突破，检验医学为临床疾病的诊疗提供了许多新方法、新项目，同时对原有项目的认识和应用也在不断发展。不少临床工作者由于不熟悉这些新进展，使这些新技术和新项目没有发挥其应有的作用，因此，编者对本书初版进行了修改，以便更好地适应临床诊疗服务的需要。

　　第2版的突出特点是将检验与临床有机地结合起来，以疾病为中心介绍检验项目。对临床医生熟悉目前临床使用的检验项目，合理地选择检验项目，正确地分析检验结果，肯定会起到积极作用。本书力求内容新颖，结合临床，实用性强。

　　作者庄俊华研究员等同志长期从事临床检验工作，长期担任医学院本科生、研究生的教学工作，在编写时能够将最新进展与临床相结合，因此，本书不失为一本有实用价值的著作，适合临床医师、护师、医学生和检验人员等随身携带。我深信本书的再版对推动检验与临床的沟通，提高诊疗质量能够作出积极的贡献。

杨振华

2012年8月

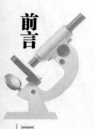

　　检验医学是临床诊断中不可分割的一个重要组成部分，检验结果为临床疾病的诊断、治疗、疗效观察、预后提供了客观依据。目前，检验方法不断改进，检验项目不断增加，为了帮助临床医生在临床工作中及时、方便地翻阅查对，护士正确采集临床标本，患者了解检验项目及简要临床意义，我们查阅了大量的相关资料，在《临床检验掌中宝》（第1版）的基础上进行了修订编写。

　　与第1版比较，本版作了较大的更动和补充。主要是将临床疾病与检验医学联系起来，力求临床诊治与检验项目相结合，坚持国内外检验新技术与目前临床实验室检测项目相结合的宗旨，突出创新、全面、简练、实用的特点。以疾病为主线，主要介绍包括肝脏、肾脏等疾病的实验室检验，共16章，但我们不能将某一项检验和某一种病变，甚至某一种疾病看成简单的一一对应的关系。因为一种疾病可以有多种病理生理变化存在，可以出现多项实验室检验结果的异常，而同样一项异常的检验结果又存在于多种疾病之中。临床上对于一个病人往往要有选择地进行多项实验室检验，然后进行综合分析，才能作出正确判断。通过本书的出版，希望能在检验人员与临床医务工作者和广大读者之间架起一座和谐沟通的桥梁。

在编写过程中，得到了广东省中医院（广州中医药大学第二附属医院）急诊科丁邦晗教授、肾内科包崑教授、血液科李达主任医师和检验医学部刘瑞萍、吴炜霖老师的大力支持，定稿得到了黄惠、马骥、吴炜霖等老师的校对，在此一并致谢。衷心感谢杨振华教授为本书再次作序。

由于本书首次采用全新的编写模式，同时编写者的水平有限，加之编写时间仓促，可能存在疏漏、不妥和错误之处，恳请读者批评指正。

庄俊华

2012年8月

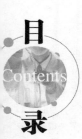

目录 Contents

红细胞内游离原卟啉（FEP）　　维生素B$_{12}$（VitB$_{12}$）　　叶酸 （Folate）

（β-TG）　血浆血小板第4因子（PF4）测定　血浆P-选择素测定　血小板第3因子（PF3）有效性测定　血块收缩时间（CRT）　血栓烷B2检测（TXB2）　血小板相关抗体（PA）IgG、IgM、IgA和C3测定　血小板膜糖蛋白（GP）检测　GPⅡb/Ⅲa自身抗体测定

凝血时间测定（CT）　血浆复钙时间（RT）　活化部分凝血活酶时间（APTT）　血浆凝血酶原时间（PT）　国际标准化比值（INR）　蝰蛇蛇毒时间测定（RVVT）　凝血酶原消耗试验（PCT）　简易凝血活酶生成试验（STGT）　FⅡ、FⅤ、FⅦ、FⅩ促凝活性测定　FⅧ、FⅨ、FⅪ、FⅫ促凝活性测定　血浆纤维蛋白原测定（Fbg）　凝血酶时间测定（TT）　血浆FⅩⅢ定性试验　FⅩⅢα亚基和FⅩⅢβ亚基的抗原性测定

甲苯胺兰纠正试验　抗凝血酶-Ⅲ（AT-Ⅲ）活性和抗原测定　蛋白C（PC）活性和抗原检测　蛋白S（PS）抗原检测　复钙交叉试验　组织因子途径抑制物（TFPI）检测　FⅧ抑制物测定　血浆肝素定量

血浆D-二聚体测定　血浆硫酸鱼精蛋白副凝固试验（3P）　纤维蛋白降解产物测定（FDP）　优球蛋白溶解时间（ELT）　纤溶酶原活性和抗原测定（PLG）　组织纤溶酶原激活物活性和抗原测定（t-PA）　血浆纤溶酶原活化抑制剂-1活性和抗原测定（PAI）　血浆

α₂-抗纤溶酶活性和抗原测定（α₂-AP）

血浆凝血酶原片段1+2检测（F1+2）　血浆纤维蛋白肽A测定（FPA）　可溶性纤维蛋白单体复合物（SFMC）测定　蛋白C活性肽（PCP）　凝血酶-抗凝血酶复合物（TAT）　α₂-巨球蛋白（α₂-M）测定　纤维蛋白肽Bβ1-42和Bβ15-42测定　血浆纤溶酶-抗纤溶酶复合物测定（PAP）

骨髓象分析　过氧化物酶染色（POX）　中性粒细胞碱性磷酸酶染色（NAP）　糖原染色（PAS）　α-乙酸萘酚酯酶染色（α-NAE）　铁染色　酸性磷酸酶染色（ACP）

第二章　肝脏疾病相关的实验室检验

丙氨酸氨基转移酶（ALT）　天门冬氨酸氨基转移酶（AST）　AST／ALT比值　碱性磷酸酶（ALP）　L-γ-谷氨酰转移酶（GGT）　腺苷脱氨酶（ADA）　亮氨酸氨基肽酶（LAP）　胆碱酯酶（ChE）　总蛋白（TP）　白蛋白（A，Alb）　球蛋白G　白蛋白/球蛋白（A/G）　前白蛋白（PA）　总胆红素（TBIL）　结合胆红素（CBIL）　未结合胆红素（UBIL）　总胆汁酸（TBA）　甘胆酸（CG）　血氨（NH_3）　谷氨酸脱氢酶（GLD）　5'-核苷酸酶（5'-NT）　单胺氧化酶（MAO）　血清β-N-乙酰氨基葡萄糖苷酶（NAG）　铜蓝蛋白（CER）　血清α_1-酸性糖蛋白（AAG）　血清α_1-抗胰蛋白酶（AAT）　血清α_2-巨球蛋白（α_2-MG）血清蛋白电泳（SPE）

病毒核心抗体（HBcAb）定量　乙型肝炎病毒核心抗体IgM（HBcAb-IgM）定性　乙型肝炎病毒前S1抗原定性（Pre-S1）　乙型肝炎病毒前C区基因突变检测　乙型肝炎病毒核酸检测（HBV-DNA）　乙型肝炎病毒DNA荧光定性（HBV-DNA）　乙型肝炎病毒基因变异（YMDD）

第三章　肾脏疾病相关的实验室检验

第四章　心、脑血管疾病相关的实验室检验

第五章　内分泌代谢性疾病相关的实验室检验

状腺素（FT$_4$）　促甲状腺素（TSH）　反T$_3$（rT$_3$）　甲状旁腺激素（PTH）　抗甲状腺微粒体抗体（A-TM）/抗甲状腺过氧化物酶抗体（A-TPO）　抗甲状腺球蛋白抗体（A-TG）

第六章　肿瘤标志物的实验室检验

甲胎蛋白（AFP） 癌胚抗原（CEA） 糖链抗原125（CA-125） 糖链抗原15-3（CA15-3） 糖链抗原19-9（CA19-9） 前列腺特异性抗原（PSA）［包括游离PSA（fPSA）和复合PSA（cPSA）］［PSA=总PSA（tPSA）］ 糖链抗原19-9（CA19-9） 神经元特异性烯醇化酶（NSE） 鳞状上皮细胞癌抗原（SCC） 糖链抗原50（CA50） 人绒毛膜促性腺激素（HCG） 组织多肽抗原（TPA） 前列腺酸性磷酸酶（PAP） 糖链抗原242（CA-242） β_2-微球蛋白（β_2-MG） 铁蛋白（Fer） α-L-岩藻糖苷酶（AFU） 降钙素（CT） 糖链抗原72-4（CA72-4） 细胞角蛋白19片段（CYFRA21-1） 抗Epstein-Barr病毒［衣壳抗原（VCA）、早期抗原（EA）］抗体 IgA（VCA-IgA/EA-IgA） 胸苷激酶-1（TK1） 恶性肿瘤特异性生长因子（TSGF） 免疫球蛋白轻链（κpa，λ bda） 糖链抗原549（CA549） 人附睾分泌蛋白4（HE4） 雌激素受体（ER） erb-B2 唾液酸（SA） 增殖细胞核抗原Ki-67

第七章 自身免疫性疾病相关的实验室检验

抗核抗体筛查常见荧光核型［均质型 颗粒型（斑点型） 核膜型（周边型） 核仁型 着丝点型 核点型 胞浆颗粒型 胞浆纤维型 分裂期细胞阳性］ 抗核抗体谱靶抗原

确认（U1-nRNP　Sm　SS-A　SS-B　Scl-70　PM-Scl　Jo-1　抗着丝点抗体　抗核小体抗体　抗肋蛋白抗体　抗核糖体P蛋白抗体　Ro-52抗体　增殖细胞核抗原PCNA　抗C1q抗体）ds-DNA（抗双链DNA抗体）

抗心磷脂抗体（ACL）　抗β_2-糖蛋白1抗体（抗β_2-GP1抗体）

Contents

15

单纯疱疹病毒Ⅰ/Ⅱ型抗体（HSV-Ⅰ/ⅡIgG/IgM） 巨细胞病毒抗体（CMV IgG/IgM） 风疹病毒抗体（RV IgG/IgM） 弓形虫抗体（TOX IgG/IgM） 麻疹病毒抗体测定（Rub- IgG/ IgM） 地中海贫血检测 唐氏综合征筛查 染色体检验［Y染色体微缺失（AZF）检测、染色体核型分析］

精子膜抗体IgG混合凝集试验（MAR）

第十一章　骨代谢紊乱相关的实验室检验

　　钙（Ca）　无机磷（P）　镁（Mg）　碱性磷酸酶（ALP）　骨碱性磷酸酶（BALP）
Ⅰ型胶原氨基端延长肽（P1NP）　β型胶原降解产物（β-CTX）　N端骨钙素（N-MID）
甲状旁腺素（PTH）　降钙素（CT）　1,25-二羟维生素D_3（1,25-$(OH)_2D_3$）

第十二章　胃、肠、胰疾病相关的实验室检验

颜色　性状　白细胞　红细胞　隐血试验（OB）　虫卵、原虫、包囊

淀粉酶（AMS）　脂肪酶（Lipase）　幽门螺杆菌抗体（HP）　胃蛋白酶原Ⅰ/Ⅱ（PGI/Ⅱ）　A组轮状病毒抗原

第十三章　呼吸系统疾病相关的实验室检验

血液酸碱度（pH）　二氧化碳分压（PCO_2）　氧分压（PO_2）　二氧化碳总量（TCO_2）二氧化碳结合力（CO_2-CP）　标准碳酸氢盐（SB）　实际碳酸氢盐（AB）　AB/SB比值　血液缓冲碱（BB）　碱剩余（BE）　血氧含量（O_2CT）　血红蛋白饱和度（$SatO_2$）　血红蛋白50%氧饱和度时氧分压（P_{50}）　肺泡-动脉氧分压差（$A-aDO_2$）　阴离子隙（AG）　氧合血红蛋白（HbO_2）　碳氧血红蛋白（HbCO）　高铁血红蛋白（MetHb）　还原血红蛋白（FHHB）钾（K^+）　钠（Na^+）　氯化物（Cl^-）

第十四章　感染性疾病相关的实验室检验

　　寄生虫(肺吸虫、蛔虫、血吸虫、弓形体、阿米巴、卡氏肺孢子虫、细粒棘球幼绦虫)　细菌（普通细菌、结核杆菌、厌氧菌）　真菌(新型隐球菌、其他真菌)　病毒(单纯疱疹病毒、带状疱疹病毒、巨细胞病毒、肠道病毒、冠状病毒)　螺旋体　立克次体　衣原体　支原体

　　寄生虫(疟原虫、杜氏利什曼原虫、弓形体、锥虫、溶组织内阿米巴、钩虫、旋毛虫、班氏丝虫/马来丝虫、肺吸虫、血吸虫、猪带绦虫、细粒棘球绦虫)　细菌(普通细菌、结核杆菌、厌氧菌)　真菌(新型隐球菌、其他真菌)　病毒(肠道病毒、风疹病毒、流感病毒、肝炎病毒、单纯疱疹病毒、人类免疫缺陷病毒、巨细胞病毒)　螺旋体　立克次体

　　寄生虫[溶组织内阿米巴、杜氏利什曼原虫、结肠小袋纤毛虫、蓝氏贾第鞭毛虫、隐

孢子虫、钩虫、蛔虫、蛲虫、链状带绦虫(猪带绦虫)、肥胖带吻绦虫(牛带绦虫)、细粒棘球绦虫、微小膜壳绦虫、缩小膜壳绦虫、阔节裂头绦虫、血吸虫、肺吸虫、华支睾吸虫、肝片吸虫、姜片虫] 细菌(普通细菌，幽门螺杆菌，炭疽芽孢杆菌，巴斯德菌属，结核分枝杆菌，放线菌属、诺卡菌属，厌氧菌) 真菌(酵母菌、曲霉、马内菲青霉、毛霉) 胃肠系统病毒(轮状病毒，嵌杯病毒，星状病毒，肠道腺病毒，脊髓灰质炎病毒、柯萨奇病毒、埃可病毒、新型肠道病毒) 肝炎病毒(甲型肝炎病毒、戊型肝炎病毒，乙型肝炎病毒、丙型肝炎病毒、丁型肝炎病毒、庚型肝炎病毒) 螺旋体(钩端螺旋体、回归热包柔体、普氏立克次体、莫氏立克次体)

寄生虫(阴道毛滴虫、肾膨结线虫、埃及血吸虫、包虫) 真菌 细菌(普通细菌、结核杆菌、厌氧菌、淋病奈瑟菌、杜克嗜血杆菌、阴道加德纳菌) 病毒(人乳头瘤病毒，人类单纯疱疹病毒2型、1型) 螺旋体(苍白密螺旋体) 衣原体(沙眼衣原体) 支原体(解脲脲原体、人型支原体、生殖道支原体)

寄生虫(弓形体、阿米巴、疟原虫、血吸虫、肺吸虫、锥虫、猪带绦虫、细粒棘球蚴绦虫、曼氏迭宫绦虫、多头绦虫、多房棘球绦虫、广州管圆线虫、棘颚口线虫) 细菌(普通细菌、结核杆菌、厌氧菌) 真菌(新型隐球菌、其他真菌) 病毒[单纯疱疹病毒，带状疱疹病毒，巨细胞病毒，肠道病毒(脊髓灰质炎病毒、柯萨奇病毒、埃可病毒及新型肠道病毒等)，流行性乙型脑炎病毒] 螺旋体(梅毒螺旋体、伯氏疏螺旋体) 立克次体

寄生虫(阿米巴、利什曼氏原虫、细粒棘球蚴、结膜吸吮线虫、猪囊虫、疥螨、体虱) 真菌(表面感染真菌、皮肤癣菌、着色真菌、孢子丝菌、酵母菌) 细菌(普通细菌、乙型溶血链球菌、厌氧菌) 病毒(水疱型、发疹型、新生物型、肠道病毒71型) 螺旋体(梅毒螺旋体、品他蜜螺旋体、伯氏疏螺旋体) 衣原体(衣原体沙眼生物变种) 立克次体(普氏立克次体、莫氏立克次体、恙虫病立克次体)

O抗体 H抗体 A抗体 B抗体 C抗体
OX_2 OX_{19} OX_k
涂片镜检 分离培养（固体培养基法、液体培养基法） 血清学检测 基因诊断

HIV抗体筛查试验　HIV抗体确认试验　HIV P24抗原检测　HIV病毒学检测　CD$_4^+$和CD$_8^+$T淋巴细胞检测

梅毒病原学检测　非梅毒螺旋体抗体的血清学检测　梅毒螺旋体特异性抗体的血清学试验　梅毒螺旋体特异性抗体的血清学试验　梅毒螺旋体非特异性抗体+特异性抗体组合结果解读

病原学检测　抗原检测　PPNG检测

解脲支原体(UU)　人型支原体(MH)　衣原体(CT)　尖锐湿疣人乳头瘤病毒(HPV6／11)　人乳头瘤病毒高危亚型基因检测(HPV DNA高危亚型)　人乳头瘤病毒低危亚型基因检测(HPV DNA低危亚型)　人乳头瘤病毒26种亚型基因检测(HPV DNA26种亚型)　单纯疱疹病毒Ⅰ／Ⅱ型基因检测(HSVⅠ／Ⅱ-DNA)

降钙素原（PCT）检测　G试验-侵袭性真菌感染早期诊断　内毒素检测—革兰阴性杆菌感染早期诊断　GM试验—侵袭性曲霉感染早期诊断　嗜异性凝集试验　冷凝集素试验　布鲁菌凝集反应　军团菌抗体　白喉杆菌类毒素抗体　破伤风杆菌类毒素抗体　百日咳菌抗体

脑膜炎奈瑟氏菌抗体　溶血性链球菌多糖体抗体　抗链球菌脱氧核糖核酸酶B　抗链球菌多价酶　念珠菌抗体（Anti-Can）　肺炎支原体抗体　（Mp-IgM/IgG）　肺炎链球菌抗原　肺炎衣原体抗体测定（Cp-IgM/IgG）　抗腺病毒抗体IgG/IgM　呼吸道病毒筛查实验　呼吸道病毒确认实验

第十五章　输血及其相关的实验室检验

　　　　ABO血型鉴定　RhD血型鉴定　不规则抗体筛查和鉴定　交叉配血试验
　　　　红细胞悬液（添加剂红细胞）　少白细胞的红细胞　冰冻红细胞　洗涤红细胞　浓缩血小板　新鲜冷冻血浆（FFP）　普通冰冻血浆　冷沉淀　血浆白蛋白　免疫球蛋白　照射血液成分
　　　　免疫性反应　非免疫性反应

第十六章　常用治疗性药物浓度监测

    苯妥英（钠）　苯巴比妥　碳酸锂片　丙戊酸　卡马西平　地高辛　利多卡因　普鲁卡因酰胺　茶碱　咖啡因　醋氨酚　庆大霉素　妥布霉素　万古霉素　氯霉素　环孢霉素A　他克莫司　阿司匹林　噻氯匹啶　肝素　低分子量肝素　华法令　链激酶/尿激酶

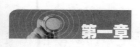

第一章 血液系统疾病相关的实验室检验

一、血液学一般检验

项目	参考区间	简要临床意义
红细胞计数 （RBC）	全血 男：$4.3 \sim 5.8 \times 10^{12}$/L 女：$3.8 \sim 5.1 \times 10^{12}$/L 儿童：$4.00 \sim 4.50 \times 10^{12}$/L	增高：真性红细胞增多症、血液浓缩、机体慢性缺氧、新生儿等 降低：各种贫血、白血病、妊娠期、手术后、大量失血等
血红蛋白 浓度测定 （Hb）	全血 男：$130 \sim 175$g/L 女：$115 \sim 150$g/L 儿童：$120 \sim 140$g/L	增高或降低同红细胞计数，区别在于：①小红细胞性贫血时，血红蛋白减少的程度较红细胞减少的程度更为明显，如缺铁性贫血、地中海贫血；②大红细胞性贫血时，红细胞减少的程度较血红蛋白更为严重，如巨幼细胞贫血；③大出血时、再生障碍性贫血等，血红蛋白减少的程度基本上与红细胞减少相一致

项目	参考区间	简要临床意义
网织红细胞计数（RC）	全血 儿童和成人：0.5%~1.5% 新生儿：3.0%~6.0% 绝对值：24~84×10⁹/L 低荧光强度网织红细胞（LFR）：81.3%~90.9% 中荧光强度网织红细胞（MFR）：7.2%~15.4% 高荧光强度网织红细胞（HFR）：0.9%~4.3%	增高：表示骨髓造血功能旺盛，增生性贫血均可增多，溶血性贫血增加尤为显著，网织红细胞可达20%以上；急性失血后5~10d达高峰，高荧光强度网织红细胞和/或中荧光强度网织红细胞升高早而明显。网织红细胞是抗贫血治疗和骨髓移植监测骨髓造血功能常用的指标 减低：再生障碍性贫血 高荧光强度网织红细胞代表新生成的较幼稚的网织红细胞；低荧光强度网织红细胞代表衰老的网织红细胞；中荧光强度网织红细胞介于两者之间
红细胞比积（Hct）	全血 男：0.40%~0.50% 女：0.35%~0.45% 儿童：0.34%~0.45%	增高：真性红细胞增多症、继发性红细胞增多症、血液浓缩等 减低：各种贫血、白血病、血液稀释

项目	参考区间	简要临床意义		
红细胞指数：平均红细胞体积（MCV）、平均红细胞血红蛋白含量（MCH）、平均红细胞血红蛋白浓度（MCHC）	全血 MCV： $82 \sim 100$ fL MCH： $27 \sim 34$ pg MCHC： $316 \sim 354$ g/L	贫血的形态学分类（一）		
		贫血类型	红细胞指数	常见疾病
		正细胞正色素性	MCV、MCH和MCHC正常	急性失血性贫血、急性溶血性贫血
		小细胞低色素性	MCV、MCH和MCHC均减小	缺铁性贫血、地中海贫血
		大细胞正/高色素性	MCV、MCH增高、MCHC正常	巨幼细胞性贫血
		单纯小细胞性	MCV、MCH减低、MCHC正常	感染、中毒、急慢性炎症、尿毒症

项目	参考区间	简要临床意义		
红细胞体积分布宽度（RDW）	全血 11.6%～14.6%	贫血的形态学分类（二）		
		贫血类型	MCV/RDW	常见原因或疾病
		小细胞均一性	MCV减少，RDW正常	轻型地中海贫血，某些继发性贫血
		小细胞不均一性	MCV减少，RDW增高	缺铁性贫血、血红蛋白H病
		正细胞均一性	MCV正常，RDW正常	再生障碍性贫血、白血病、某些慢性肝病、肾性贫血、急性失血、长期式大量量化疗后、遗传性球形红细胞增多症

项目		参考区间	简要临床意义		
红细胞体积分布宽度（RDW）		全血 11.6%~14.6%	正细胞不均一性	MCV正常，RDW增高	混合型营养缺乏性贫血、早期铁缺乏、血红蛋白病、骨髓纤维化、铁粒幼性贫血等
			大细胞均一性	MCV增高，RDW正常	骨髓增生异常综合征、部分再生障碍性贫血、部分肝病贫血、某些肾性贫血
			大细胞不均一性	MCV、RDW均增高	巨幼细胞性贫血、某些肝病性贫血
红细胞异常形态	大小异常	大小较一致，直径6~9μm	1.体积增大：巨幼细胞性贫血、骨髓增生异常综合征等 2.体积减小：缺铁性贫血、珠蛋白合成障碍性贫血等		

（续上表）

项目		参考区间	简要临床意义
红细胞异常形态	形态异常	双凹、圆盘形	1.球形红细胞：遗传性球形红细胞增多症、自身免疫性溶血性贫血、HbC病等 2.椭圆形红细胞：遗传性椭圆形红细胞增多症等 3.靶形红细胞：地中海贫血、严重缺铁性贫血、血红蛋白病、肝病、脾切除术后、阻塞性黄疸等 4.镰形红细胞：遗传性镰形红细胞增多症 5.口形红细胞：口形红细胞增多症、急性乙醇中毒等 6.棘形红细胞：棘形红细胞增多症、严重肝病等 7.锯齿形红细胞：尿毒症、微血管病性溶血性贫血、阵发性睡眠性血红蛋白尿等 8.皱缩红细胞：急性铅中毒、尿毒症等 9.裂片细胞：弥散性血管内凝血、溶血性贫血、化学中毒、肾功能不全等
	染色异常	粉红色	1.染色过浅：缺铁性贫血、地中海贫血等 2.染色过深：先天性溶血性贫血、大细胞性贫血等 3.嗜多色性红细胞：主要见于增生性贫血

项目		参考区间	简要临床意义
红细胞异常形态	结构异常	红细胞内无可见结构	1.点彩红细胞：骨髓再生旺盛、重金属中毒等 2.卡波氏环：恶性贫血、溶血性贫血、铅中毒等 3.Howell-Jolly小体：增生性贫血、脾切除后、巨幼细胞性贫血、恶性贫血等 4.有核红细胞：溶血性贫血、白血病等
白细胞计数（WBC）		全血 3.5～9.5×10⁹/L 儿童：5.00～12.00×10⁹/L 新生儿：15～20×10⁹/L	生理性增高：新生儿、妊娠、剧烈活动、饮酒、饭后等，是机体对各种刺激产生应激反应，动员贮存池或边缘池的粒细胞进入循环池所致 病理性增高：急性化脓性感染、组织损伤、急性出血、尿毒症、白血病等 减低：病毒感染、伤寒、副伤寒、疟疾、黑热病、再生障碍性贫血、极度严重感染、肝硬化、脾功能亢进、某些药物中毒、放疗、化疗等

项目	参考区间	简要临床意义
中性粒细胞（N）	全血 成人：$1.8 \sim 6.3 \times 10^9/L$ 儿童：$2.50 \sim 8.40 \times 10^9/L$ 相对值： $4\% \sim 75\%$	生理性增高：新生儿、妊娠与分娩、运动、饮酒、餐后等 病理性增高：急性感染或炎症、组织损伤坏死、急性溶血、急性失血、急性中毒、恶性肿瘤、白血病、骨髓增生性贫血等 减低：某些感染（如伤寒杆菌，流感）、血液病、慢性理化损伤（如电离辐射，服用氯霉素等）、自身免疫性疾病、脾功能亢进等
嗜酸性粒细胞（E）	全血 $0.02 \sim 0.52 \times 10^9/L$ 相对值：$0.4\% \sim 8\%$	增高：变态反应性疾病、某些传染病及寄生虫病、皮肤病、慢性粒细胞性白血病等 减低：伤寒、副伤寒、手术后严重组织损伤以及应用肾上腺皮质激素或促肾上腺皮质激素后等

项目	参考区间	简要临床意义
嗜碱性粒细胞（B）	全血 $0 \sim 0.06 \times 10^9/L$ 相对值：0%~1%	增高：过敏性或炎症性疾病、慢性粒细胞性白血病、嗜碱性粒细胞白血病等
单核细胞（M）	全血 $0.1 \sim 0.6 \times 10^9/L$ 相对值：3%~10%	增高：亚急性感染性心内膜炎、疟疾、黑热病、急性感染的恢复期、活动性结核、某些血液病、新生儿、妊娠等
淋巴细胞（L）	全血 成人：$1.1 \sim 3.2 \times 10^9/L$ 儿童：$1.00 \sim 7.20 \times 10^9/L$ 相对值 成人：20%~50% 儿童：20%~60%	增高：百日咳、传染性淋巴细胞增多症、传染性单核细胞等某些病毒或细菌所致的急性传染病、淋巴细胞白血病、结核、器官移植术后、儿童期等 减低：细胞免疫缺陷、丙种球蛋白缺乏症、淋巴细胞减少症、放射病等

（续上表）

项目	参考区间	简要临床意义
血小板计数（PLT）	全血 $125 \sim 350 \times 10^9/L$ 儿童：$100 \sim 300 \times 10^9/L$	增高：骨髓增殖性疾病、原发性血小板增多症、急性大出血、急性溶血、急性感染、脾切除术后等 减低：血小板生成障碍（如急性白血病、再生障碍性贫血、某些药物性损害等）；血小板破坏过多（如脾功能亢进、药物中毒、免疫性血小板减少性紫癜、血栓性血小板减少性紫癜、X射线照射等）；血小板消耗过多（如弥散性血管内凝血、血栓性血小板减少性紫癜等）
平均血小板体积（MPV）	全血 $7.6 \sim 13.2fL$	增高：血小板破坏过多、免疫性血小板减少性紫癜、骨髓纤维化等骨髓反应性增生以及脾切除等 减低：骨髓受抑制或增生低下、白血病化疗后等

项目	参考区间	简要临床意义
血小板体积分布宽度（PDW）	全血 9～17fL	增高：PDW是反映血小板大小异质性的一个参数，增高表示血小板大小不均，结合大血小板比率（P-LCR）对诊断免疫性血小板减少非常可靠
红细胞直方图	全血 正常红细胞直方图图形呈正态分布，体积为82～100fL	1. 正常红细胞直方图 图形呈正态分布，体积为82～100fL

项目	参考区间	简要临床意义
红细胞直方图	全血 正常红细胞直方图图形呈正态分布，体积为 $82 \sim 100fL$	2. 单纯小红细胞直方图 图形中心位置左移，形状与正常一样，可见MCV减低，RDW基本正常，见于地中海性贫血

项目	参考区间	简要临床意义
红细胞直方图	全血 正常红细胞直方图图形呈正态分布，体积为 82～100fL	3. 小红细胞不均一性直方图 图形中心位置左移，底部变宽，全血分析结果可见MCV减低，RDW增高，见于缺铁性贫血

（续上表）

项目	参考区间	简要临床意义
红细胞直方图	全血 正常红细胞直方图图形呈正态分布，体积为82~100fL	4. 小红细胞不均一性双峰直方图 可见图形呈两个波峰，底部变宽，表明血液内存在两类红细胞群，全血分析结果可见MCV减低，RDW增高，见于缺铁性贫血治疗后或者小红细胞患者输入正常红细胞

项目	参考区间	简要临床意义
红细胞直方图	全血 正常红细胞直方图图形呈正态分布，体积为82~100fL	5. 大红细胞不均一性直方图 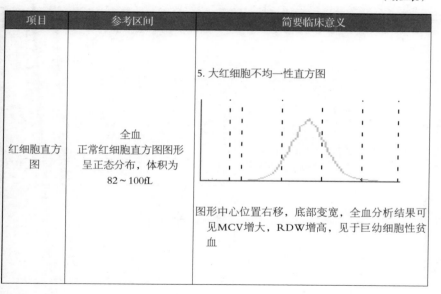 图形中心位置右移，底部变宽，全血分析结果可见MCV增大，RDW增高，见于巨幼细胞性贫血

项目	参考区间	简要临床意义
血小板直方图	全血 正常血小板直方图图形呈正偏态分布，体积为2～25fL	1. 正常血小板直方图 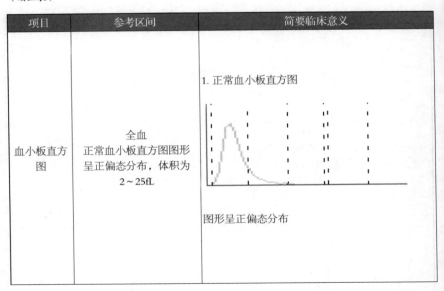 图形呈正偏态分布

项目	参考区间	简要临床意义
血小板直方图	全血 正常血小板直方图图形呈正偏态分布，体积为82~100fL	2.小红细胞干扰血小板直方图 图形右侧抬起并上扬，表明有小红细胞体积接近大血小板体积，但凹陷部分接近底线，表明小红细胞对血小板测定的影响较小

临床检验掌中宝

项目	参考区间	简要临床意义
血小板直方图	全血 正常血小板直方图图形呈正偏态分布，体积为82～100fL	 图形右侧抬起并上扬，表明小红细胞体积与血小板体积存在交叉，凹陷部分离底线较高，表明小红细胞对血小板测定的影响较大

项目	参考区间	简要临床意义
中性粒细胞的毒性变化	无中毒颗粒、空泡、Dohle小体、退行性变	阳性：各类感染、中毒、放射性损伤等可见中毒颗粒、空泡、Dohle小体、退行性变等
巨多分叶核中性粒细胞	阴性	阳性：常见于巨幼细胞性贫血、抗代谢药物治疗后等
异型淋巴细胞	偶见	增高：见于传染性单核细胞增多症、病毒性感染（病毒性肺炎、病毒性肝炎、肾综合征出血热等）、过敏原刺激等
Pelger-Huet畸形	阴性	阳性：遗传性Pelger-Huet畸形，白血病，MDS，肿瘤骨髓转移，某些药物化疗后
Chediak-Higashi畸形	阴性	阳性：Chediak-Higashi综合征
Alder-Reilly畸形	阴性	阳性：糖代谢障碍所致Alder-Reilly异常

（续上表）

项目	参考区间	简要临床意义
May-Hegglin畸形	阴性	阳性：May-Hegglin先天异常病人、某些正常妊娠、细胞毒剂治疗后、猩红热、严重细菌感染、烧伤
红斑狼疮细胞（LEC）	无抗凝血 阴性	阳性：系统性红斑狼疮、结缔组织病、自身免疫性疾病

二、贫血的相关检验

（一）红细胞生成减少性贫血相关检验

项目	参考区间	简要临床意义
血清铁（Fe）	亚铁嗪显色法 $6.60 \sim 32.4\,\mu mol/L$ 原子吸收光谱法 $11.8 \sim 39.3\,\mu mol/L$	增高：补铁过量、铁中毒；红细胞破坏增多，如溶血性贫血；红细胞再生或成熟障碍，如再生障碍性贫血、巨幼细胞性贫血、铁粒幼细胞性贫血、血色病、急性肝炎早期、肿瘤早期等 降低：缺铁性贫血、慢性感染、慢性长期失血、恶性肿瘤等

项目	参考区间	简要临床意义
总铁结合力（TIBC）	亚铁嗪显色法 44.8～80.6μmol/L	增高：转铁蛋白合成增加，如缺铁性贫血和妊娠后期；转铁蛋白释放增加，急性肝炎和肝细胞坏死。年轻女性和孕妇可生理性增高 降低：转铁蛋白合成减少如肝硬化，转铁蛋白丢失如肾病综合征、肿瘤及非缺铁性贫血等；新生儿可生理性降低
转铁蛋白饱和度（TS）	计算法=血清铁/总铁结合力，>0.15	缺铁性贫血转铁蛋白饱和度<0.15
血清转铁蛋白（Tf）	免疫比浊法：2.0～3.6g/L	增高：缺铁时增高（缺铁性贫血）、铁蛋白释放增加（急性病毒性肝炎、肝细胞坏死） 降低：感染性疾病、风湿性关节炎、原发性肝癌、肾病、尿毒症、遗传性运铁蛋白缺乏症、流行性出血热、血色病、再生障碍性贫血、慢性溶血性贫血、系统性红斑狼疮等

（续上表）

项目	参考区间	简要临床意义
可溶性转铁蛋白受体（sTfR）	ELISA：340～892mg/L	增高：缺铁性贫血等
铁蛋白（Fer）	化学发光法： 男性：408～708 pmol/L 女性：22～640 pmol/L	增高：炎症、肿瘤（白血病、肺癌、肝癌、乳腺癌等） 降低：缺铁性贫血、慢性病贫血等
铁染色	细胞外铁：+～++ 细胞内铁：铁粒幼细胞19%～44%，以中晚幼红细胞为主	辅助鉴别贫血类型： 缺铁性贫血：细胞内、外铁均明显减少 铁粒幼细胞性贫血：细胞内、外铁均明显增加，环形铁粒幼红细胞>15% 难治性贫血伴环状铁粒幼细胞增多：内外铁明显增多，环形铁粒幼细胞>15% 非缺铁性贫血：外铁明显增加，而内铁可减少

项目	参考区间	简要临床意义
红细胞内游离原卟啉 （FEP）	全血 （398.4±131.7）μg/L RBC	增高：缺铁性贫血、铅中毒、骨髓增生异常综合征等 减低：恶性贫血、营养性巨幼细胞性贫血、红白血病等
维生素B_{12} （$VitB_{12}$）	化学发光法：> 12.19 nmol/L	增高：慢性肾病、心功能衰竭、慢性粒细胞白血病 降低：恶性贫血、巨幼细胞贫血、胃酸缺乏症、肠功能紊乱、甲状腺疾病等
叶酸 （Folate）	化学发光法：156 ~ 672 pmol/L	增高：恶性贫血 降低：叶酸缺乏症

（二）溶血性贫血相关检验

项目	参考值	简要临床意义
红细胞渗透脆性试验	开始溶血： 75.2～82.1mmol/L NaCl溶液 完全溶血： 47.9～54.7mmol/L NaCl溶液	增加：遗传性球形红细胞增多症、遗传性椭圆形红细胞增多症和部分自身免疫性溶血性贫血 减低：地中海贫血，血红蛋白C病、血红蛋白D病、血红蛋白E病，缺铁性贫血，脾切除术后，阻塞性黄疸等
红细胞孵育渗透脆性试验	一管比色法： 65%～100%	增加：遗传性球形红细胞增多症、遗传性椭圆形红细胞增多症和部分自身免疫性溶血性贫血 减低：地中海贫血，血红蛋白C病、血红蛋白D病、血红蛋白E病，缺铁性贫血，脾切除术后，梗阻性黄疸等
血浆游离血红蛋白测定	比色法：0～40mg/L	增高：蚕豆病、阵发性睡眠性血红蛋白尿、阵发性寒冷性血红蛋白尿、冷凝集综合征、溶血性输血反应等

项目	参考值	简要临床意义
血清结合珠蛋白测定（Hp）	免疫火箭电泳法：0.8～2.7g/L 醋酸纤维膜电泳法：0.26～1.2gHb/L	增高：感染、肿瘤、肾炎、溃疡性结肠炎、系统性红斑狼疮、肝外阻塞性黄疸、口服避孕药和雌激素治疗病人等 降低：溶血性贫血、遗传性无结合珠蛋白血症、肝脏疾病等
高铁血红素白蛋白测定	光谱仪法：阴性	阳性：强烈提示血管内溶血存在，并且是严重的血管内溶血
自身溶血试验及其纠正试验	不加纠正物的溶血率<3.5% 加葡萄糖或ATP的溶血率<1.0%	遗传性球形红细胞增多症时自身溶血率增加，加入葡萄糖或ATP后明显纠正；G-6-PD缺乏症等戊糖旁路代谢缺陷时自身溶血率增加，能被葡萄糖纠正；丙酮酸激酶缺乏症时，加葡萄糖不能纠正，加ATP可以纠正
热溶血试验	阴性	阳性：阵发性睡眠性血红蛋白尿
蔗糖溶血试验	阴性	阳性：阵发性睡眠性血红蛋白尿

项目	参考值	简要临床意义
酸化血清溶血试验（Ham's试验）	阴性	阳性：阵发性睡眠性血红蛋白尿、重症自身免疫性溶血性贫血
抗人球蛋白试验	直接试验：阴性 间接试验：阴性	直接反应阳性：Rh血型不合的新生儿溶血病、药物诱发的免疫性溶血性贫血、温抗体型自身免疫性溶血性贫血、冷凝集综合征等 间接反应阳性：Rh或ABO血型不合的新生儿溶血病等
变性珠蛋白小体生成试验	正常人含5个及以上珠蛋白小体的红细胞<30%，平均11.9%	增高：G-6-PD缺乏症、还原型谷胱甘肽缺乏症、HbH病及化学物质中毒等
血红蛋白H包涵体检验	无	增高：主要见于血红蛋白H病，轻型地中海贫血也可增高

项目	参考值	简要临床意义
高铁血红蛋白还原试验（MHb）	>75%	减低：蚕豆病、伯氨喹啉类药物性溶血性贫血
葡萄糖-6-磷酸脱氢酶（G-6-PD）活性测定	比值法：1.00~2.30	减低：蚕豆病、伯氨喹啉类药物性溶血性贫血
谷胱甘肽还原酶（GR）缺陷检测	荧光斑点试验：正常人荧光斑点15min内消失 GR活性定量：（7.17±1.09）U/g Hb	谷胱甘肽还原酶缺乏时，GR荧光斑点试验15min以后还有荧光存在，GR活性定量试验活性低于7.17U/gHb

项目	参考值	简要临床意义
丙酮酸激酶（PK）荧光斑点试验和活性测定	荧光活性斑点在25min内消失，酶活性（15.0±1.99）U/g Hb或（1.2～2.2）U/mL RBC	丙酮酸激酶活性缺乏时，荧光斑点不消失或时间延长，酶活性降低中间缺乏（杂合子）时，荧光25～60min消失，严重缺乏（纯合子）时，荧光60min不消失
血红蛋白成分分析	HbA>95% HbF<2% HbA2: 1.0%～3.1%（醋酸纤维膜电泳）， 2.5%～3.5%（全自动琼脂糖凝胶电泳或高效毛细管电泳或HPLC法）	与正常人的Hb电泳图谱进行比较，可发现HbH、HbE、HbBarts、HbS、HbD、HbC等异常血红蛋白

项目	参考值	简要临床意义
抗碱血红蛋白测定（HbF）	成人：<2% 新生儿：<40%	增高：β-地中海贫血、遗传性胎儿血红蛋白持续综合征、急性白血病、再生障碍性贫血、淋巴瘤等
HbF酸洗脱试验	成人：<1% 新生儿：55%~85% 2岁后幼儿：<2%	增高：重症β-地中海贫血、遗传性胎儿血红蛋白持续综合征
异丙醇沉淀试验	阴性（30min内不沉淀）	阳性：不稳定Hb存在或HbF、HbH、HbE增多
冷凝集素试验	<1:40	增高：冷凝集素综合征、支原体肺炎、传染性单核细胞增多症、疟疾、肝硬化、淋巴瘤及多发性骨髓瘤等
冷热溶血试验	阴性	阳性：阵发性冷性血红蛋白尿症

项目	参考值	简要临床意义
α-地中海贫血基因检验	阴性	主要检验-$\alpha^{3.7}$、-$\alpha^{4.2}$和-^{SEA}三种缺失类型。根据两条染色体上α-基因缺失的数量将α-地中海贫血分为4型：静止型（携带者，缺失1个α-基因）、标准型（轻型，缺失2个α-基因）、HbH病（中间型，缺失3个α-基因）和Hb Bart's胎儿水肿综合征（重型，缺失4个α-基因）
β-地中海贫血基因检验	阴性	主要检验CD41-42（-TTCT），IVS-Ⅱ-654（C→T），-28（A→G），CD17（A→T），CD71-72（+A），βE（GAG→AAG），-29（A→G），CD43（G→T），CD27/28（+C），CD14-15（+G），CD31（-C），-32（C→A），-30（T→C）等中国南方人群17种常见突变类型。根据两条染色体上β-地贫基因的杂合子或纯合子或双重杂合子状态，将β-地中海贫血分为轻型、中间型和重型3种

（三）贫血相关的骨髓检验：

见"骨髓细胞学检验"。

三、止血与血栓性疾病的检验

（一）血管壁和内皮细胞检测

项目	参考区间	简要临床意义
束臂试验	正常男性少于5点，正常女性及儿童小于10点	阳性：见于血小板减少、血小板功能缺陷性疾病、遗传性毛细血管扩张症、血管性血友病、过敏性紫癜、老年性紫癜、维生素C缺乏症、某些异常蛋白血症、糖尿病、高血压病、风湿性关节炎。偶见于严重的凝血障碍、感染、肝脏疾病及慢性肾炎等
出血时间（BT）	出血时间测定器：（6.9±2.1）min	延长：特发性血小板减少性紫癜、血栓性血小板减少性紫癜、原发性血小板增多症、血小板无力症、巨大血小板综合征、血管性血友病、遗传性出血性毛细血管扩张症、弥散性血管内凝血后期、先天性纤维蛋白原缺乏症等 缩短：妊娠高血压综合征、心肌梗死、脑血管病变、弥散性血管内凝血高凝期等

项目	参考区间	简要临床意义
阿司匹林耐量试验（ATT）	服药后2h、4h出血时间延长2min以上为阳性	延长：轻型血小板病和血管性血友病等
6-酮-前列腺素1α测定（6-酮-PGF$_{1\alpha}$）	ELISA法：（17.9±7.2）ng/L	减低：脑血栓、心肌梗死、先天性血小板花生四烯酸代谢缺陷性疾病、服用阿司匹林等药物后
血管性血友病因子（vWF）抗原测定	ELISA法：（107.5±29.6）% 免疫火箭电泳法：（94.1±32.5）%	增高：一过性脑缺血发作、脑血栓、心绞痛、心肌梗死等 减低：血管性血友病
vWF瑞斯托霉素辅因子测定	50%～150%	减低：大部分血管性血友病患者本试验反应减低，表明vWF功能异常

项目	参考区间	简要临床意义
血栓调节蛋白测定（TM：Ag）	ELISA法：（25~52）μg/L RIA法：（20~35）μg/L	增高：糖尿病、系统性红斑狼疮、弥散性血管内凝血、急性心肌梗死、血栓性血小板减少性紫癜、溶血性尿毒症综合征、脑血栓、白血病等
血浆内皮素-1（ET-1）	ELISA法：<5μg/L	增高：各种类型心绞痛和心肌梗死发作期、冠状动脉手术、原发性高血压、肺动脉高压、原发性醛固酮增多症、高脂血症、缺血性脑中风、弥散性血管内凝血血管内皮广泛受损时

（二）血小板功能检验

项目	参考区间	简要临床意义
血小板黏附试验（PadT）	玻璃柱法：（62.5±8.6）%	增高：心肌梗死、心绞痛、糖尿病、脑血管病变、深部静脉血栓、妊娠性高血压综合征、动脉粥样硬化等 减低：血管性血友病、巨大血小板综合征、血小板无力症等
血小板聚集试验（PagT）	比浊法：ADP 0.5μmol/L时，MA（37.4±14.3）%；ADP 1.0μmol/L时，MA（62.7±16.1）%；肾上腺素0.4mg/L时，MA（67.8±17.8）%；胶原3mg/L时，MA（71.7±19.3）%；瑞斯托霉素1.5g/L时，MA（87.5±11.4）%	增高：心肌梗死、心绞痛、糖尿病、脑血管病变、深部静脉血栓、妊娠高血压综合征、动脉粥样硬化、口服避孕药、抗原抗体复合物反应等 减低：巨大血小板综合征、血小板无力症、贮存池病、免疫性血小板减少性紫癜、急性白血病、低（无）纤维蛋白原血症等

项目	参考区间	简要临床意义
血浆β－血小板球蛋白测定（β-TG）	ELISA法：（16.4±9.8）μg/L	增高：心肌梗死、脑血栓、糖尿病、肾病综合征、尿毒症等伴有血管病变 减低：先天性或获得性贮存池病（α颗粒缺陷症）
血浆血小板第4因子（PF4）测定	ELISA法：（3.2±2.3）μg/L	增高：心肌梗死、脑血栓、糖尿病、肾病综合征、尿毒症等伴有血管病变 减低：先天性或获得性贮存池病（α颗粒缺陷症）
血浆P－选择素测定	ELISA法：（9.4～20.8）μg/L	P-选择素也称血小板表面α颗粒膜蛋白-140（GMP-140），增高：见于急性心肌梗死、脑血栓形成、糖尿病伴有血管病变、系统性红斑狼疮、免疫性血小板减少性紫癜、肾病综合征等

项目	参考区间	简要临床意义
血小板第3因子（PF3）有效性测定	第1组比第2组结果延长不超过5s	减低：先天性血小板第3因子缺乏症、尿毒症、肝病、异常蛋白血症、系统性红斑狼疮、弥散性血管内凝血、急性白血病等
血块收缩时间（CRT）	定性法：30～60min开始收缩，24h完全收缩 定量：Macfarlane法：48%～64%，血浆法：>40%	收缩不佳或完全不收缩：见于血小板减少症、血小板无力症、红细胞增多症、低纤维蛋白血症等 过度收缩：见于先天性或获得性FXIII缺乏症、严重贫血等
血栓烷B2检测（TXB2）	ELISA法：（76.3±48.1）ng/L 放射免疫法：（136.0±81.8）ng/L	增高：心肌梗死、心绞痛、糖尿病、动脉粥样硬化、妊娠高血压综合征、深静脉血栓形成、肺梗死、肾小球疾病、高脂血症、大手术后等 减低：环氧化酶或TX合成酶缺乏症，服用阿司匹林、苯磺唑酮、咪唑及其衍生物等

项目	参考区间	简要临床意义
血小板相关抗体（PA）IgG、IgM、IgA和C_3测定	ELISA法： PAIgG<78.8 ng/107Plt PAIgM<7.0 ng/107Plt PAIgA<2.0 ng/107Plt PAC3<18.0 ng/107Plt	升高：免疫性血小板减少性紫癜、系统性红斑狼疮。非免疫性血小板减少性紫癜仅有PA I gG、PAC$_3$升高，免疫性血小板减少性紫癜常4项指标都升高
血小板膜糖蛋白（GP）检测	放射免疫法：GP I b：$(1.54 \pm 0.49) \times 10^4$/血小板 GP II b / III a：$(5.45 \pm 1.19) \times 10^4$/血小板	减低：巨大血小板综合征的纯合子型缺乏GP Ib，杂合子型GP I b减少；血小板无力症的纯合子型缺乏GP II b/III a，杂合子型GP II b/III a含量减少
GP II b / III a自身抗体测定	阴性	免疫性血小板减少性紫癜患者GP II b / III a抗体阳性率为25.0%～44.4%

项目	参考区间	简要临床意义
凝血时间测定（CT）	ACT：（1.70±0.76）min 硅管法：15~30 min 普通试管法：4~12 min	延长：凝血因子缺乏、血循环中有抗凝物质、纤溶活力增强等 缩短：弥散性血管内凝血高凝期、心肌梗死、糖尿病血管病变、肺梗死、妊娠高血压综合征、脑血管病变等
血浆复钙时间（RT）	（2.8±0.5）min	延长：凝血因子缺乏、血循环中有抗凝物质、纤溶活力增强等 缩短：弥散性血管内凝血高凝期、心肌梗死、糖尿病血管病变、肺梗死、妊娠高血压综合征、脑血管病变等

项目	参考区间	简要临床意义
活化部分凝血活酶时间（APTT）	男：（37.0±3.3）s 女：（37.5±2.8）s 不同仪器、不同试剂的参考范围都有所不同，各实验室应建立自己的参考区间	延长：血友病A（FⅧ缺乏）、血友病FB（FⅨ缺乏），vWD，FⅪ、Ⅻ、PK、HMWK缺乏，严重FⅤ、FⅡ、FⅩ、FⅠ缺乏（如肝病、弥散性血管内凝血晚期等），血循环中有肝素或狼疮样抗凝物质存在，血液中存在FⅧ或FⅨ抗体等 缩短：FⅧ、Ⅴ活性增强，弥散性血管内凝血高凝期，血栓性疾病，血小板增多症等
血浆凝血酶原时间（PT）	成人：11～15s 不同仪器、不同试剂的参考范围都有所不同，各实验室应建立自己的参考区间	延长：先天性FⅡ、FⅤ、FⅦ、FⅩ减少或缺乏，后天性FⅡ、FⅤ、FⅦ、FⅩ减少或缺乏（如肝病、弥散性血管内凝血、维生素K缺乏等），口服双香豆素抗凝药物，低（无）纤维蛋白原血症，血循环中有肝素或狼疮样抗凝物质存在 缩短：先天性FⅤ增多、弥散性血管内凝血早期、口服避孕药等

项目	参考区间	简要临床意义
国际标准化比值（INR）	0.8～1.2	INR一般作为口服抗凝治疗的监测指标 1. INR 2.0～3.0，目标值2.5，主要适用于：预防或治疗静脉血栓形成、治疗肺栓塞、预防体循环栓塞、生物换瓣、急性心肌梗死（预防体循环栓塞）、瓣膜病心房颤动、主动脉双叶机械性瓣膜置换 2. INR 2.5～3.5，目标值3.0，主要适用于：机械瓣换瓣（高危）、急性心肌梗死（预防心肌梗死复发）、某些血栓病人和抗磷脂体综合征病人
蝰蛇蛇毒时间测定（RVVT）	13～14s	延长：FⅠ、FⅡ、FⅤ、FⅩ减少，血小板减少或功能缺陷，循环中有抗凝物质等。RVVT正常、PT延长表示FⅦ缺乏，RVVT及PT均延长表示FⅩ缺乏

项目	参考区间	简要临床意义
凝血酶原消耗试验（PCT）	>20s	降低：内源性凝血活酶生成障碍、血循环中有抗凝物质
简易凝血活酶生成试验（STGT）	<15s	延长：FⅧ、FⅨ、FⅪ、FⅫ缺乏症，肝病，弥散性血管内凝血，应用抗凝药治疗等
FⅡ、FⅤ、FⅦ、FⅩ促凝活性测定	FⅡ：C：81%～115% FⅤ：C：72%～132% FⅦ：C：86%～120% FⅩ：C：84%～122%	降低：肝脏疾病、维生素K缺乏（FⅤ除外）、弥散性血管内凝血、口服抗凝剂、先天性FⅡ、FⅤ、FⅦ、FⅩ缺乏，血循环中存在抑制物等

（续上表）

项目	参考区间	简要临床意义
FⅧ、FⅨ、FⅪ、FⅫ促凝活性测定	FⅧ：C：79%～128% FⅨ：C：68%～128% FⅪ：C：82%～118% FⅫ：C：72%～113%	降低：FⅧ：C降低见于血友病A、血管性血友病、弥散性血管内凝血、FⅧ抑制物等FⅨ：C降低见于血友病B、肝脏病变、维生素K缺乏症、弥散性血管内凝血、口服抗凝剂等。FⅪ：C降低见于FⅪ缺乏症、肝脏病变、弥散性血管内凝血等。FⅫ：C降低见于先天性FⅫ缺乏症、肝脏疾病、弥散性血管内凝血等 增高：静脉血栓形成、肺栓塞、口服避孕药、妊娠高血压综合征、肾病综合征等
血浆纤维蛋白原测定（Fbg）	Clauss凝血酶法：2.0～4.0g/L	增高：感染、灼伤、动脉粥样硬化、心肌梗死、自身免疫性疾病、多发性骨髓瘤、糖尿病、妊娠高血压综合征、败血症、某些恶性肿瘤、急性肾炎尿毒症等 减低：弥散性血管内凝血、原发性纤溶亢进、重症肝炎、肝硬化、溶栓治疗等

项目	参考区间	简要临床意义
凝血酶时间测定（TT）	14～21s	延长：低（无）纤维蛋白原血症、遗传性或获得性异常纤维蛋白原血症、血中存在肝素和类肝素物质、弥散性血管内凝血等 缩短：组织液混入血浆或pH呈酸性
血浆FⅩⅢ定性试验	24h内凝块不溶解	溶解：FⅩⅢ先天性严重缺乏、肝脏病变、恶性淋巴瘤、转移性肝癌、恶性贫血、弥散性血管内凝血、原发性纤溶亢进等
FⅩⅢα亚基和FⅩⅢβ亚基的抗原性测定	FⅩⅢα：Ag：（100.26±12.9）% FⅩⅢβ Ag：（98.8±12.5）%	先天性FⅩⅢ缺乏症纯合子型： FⅩⅢα：Ag为0或<1% FⅩⅢβ：Ag正常或降低 杂合子型： FⅩⅢα：Ag<50% FⅩⅢβ：Ag正常 获得性FⅩⅢ缺乏：重症肝炎、肝硬化、转移性肝癌、弥散性血管内凝血、原发性纤溶亢进、急性心肌梗死、缺血性中风等

（四）抗凝成分检验

项目	参考区间	简要临床意义
甲苯胺兰纠正试验	加入甲苯胺兰后，TT缩短5s以上，提示肝素、类肝素物质增多	肝素、类肝素物质增多见于：严重肝病、肝移植后、过敏性休克、弥散性血管内凝血、放疗后等
抗凝血酶-Ⅲ（AT-Ⅲ）活性和抗原测定	发色底物法：AT-Ⅲ：A：（108.5±5.3）% 免疫火箭电泳法：AT-Ⅲ：Ag：（0.29±0.06）g/L	增高：血友病、白血病、再生障碍性贫血等疾病的急性出血期及口服抗凝药治疗过程中 减低：先天性AT-Ⅲ缺乏症、重症肝炎、肝硬化、肝癌、肾病综合征、弥散性血管内凝血、血栓性疾病等
蛋白C（PC）活性和抗原检测	发色底物法：PC：A：（100.24±13.18）% 免疫火箭电泳法：PC：Ag：（102.5±20.1）%	增多：冠心病、糖尿病、肾病综合征、妊娠后期、炎症及其他疾病的急性期 减低：先天性蛋白C缺陷、获得性蛋白C缺陷（弥散性血管内凝血、肝功能不全、手术后、口服抗凝剂、呼吸窘迫综合征等）

项目	参考区间	简要临床意义
蛋白S（PS）抗原检测	免疫火箭电泳法： TPS：（96.6±9.8）% FPS：（40.4±11.6）%	先天性蛋白S缺陷患者常伴发严重的深静脉血栓，获得性的蛋白S减低，见于肝脏疾病及口服香豆素类抗凝剂药物后
复钙交叉试验	受检血浆与正常血浆等量混合后，血浆凝血时间在正常范围	鉴别病理性抗凝物质或凝血因子缺乏。受检血浆复钙时间延长，如被1/10量正常血浆恢复至正常范围则为血浆凝血因子缺乏；如不能被等量混合的血浆恢复至正常范围，则考虑受检血浆中存在异常抗凝物质
组织因子途径抑制物（TFPI）检测	ELISA法：（97.5±26.6）μg/L	减低：大手术、脓毒血症、弥散性血管内凝血等 增高：老年人、妊娠、致死性败血症、慢性肾功能衰竭等
FⅧ抑制物测定	无抑制物，剩余FⅧ：C为100%	当血友病A患者出现抗FⅧ：C抗体，剩余FⅧ：C<100%。FⅧ抑制物也见于获得性血友病A患者

项目	参考区间	简要临床意义
血浆肝素定量	凝固法：5～10U/L 发色底物法：0 U/mL	用于肝素抗凝治疗后的监测，在APTT较正常对照延长1.5～2.5倍时，血浆肝素浓度为200～500U/L（凝固法）或0.2～0.4 U/mL（发色底物法）

（五）纤溶活性检验

项目	参考区间	简要临床意义
血浆D-二聚体测定	胶乳凝集法：阴性 快速ELISA法（VIDAS D-D）或免疫比浊法： <500μg/L（0.5mg/L）	阳性或增高：弥散性血管内凝血、组织纤溶酶原激活剂的纤溶疗法、深静脉血栓形成、肺栓塞、动脉血栓栓塞、恶性肿瘤、手术、炎症、老年人等 D-二聚体测定在临床上主要用于排除深静脉血栓形成（或肺栓塞），而不是诊断深静脉血栓形成（或肺栓塞）

项目	参考区间	简要临床意义
血浆硫酸鱼精蛋白副凝固试验（3P）	阴性	阳性：急性弥散性血管内凝血早中期、外科大手术后、严重感染、人工流产、分娩、肝脏病变、呕吐、咯血等 阴性：正常人、弥散性血管内凝血晚期、原发性纤溶
纤维蛋白降解产物测定（FDP）	胶乳凝集法：阴性 免疫比浊法： 血浆：<5mg/L 尿液：<10mg/L	阳性或增高：原发性纤溶、弥散性血管内凝血、恶性肿瘤、急性早幼粒细胞白血病、肺栓塞、深静脉血栓形成、肾脏疾病、肝脏疾病、器官移植的排斥反应、溶栓治疗等
优球蛋白溶解时间（ELT）	>120min（加钙法）或（124±24）min（加酶法）	缩短：纤溶亢进

（续上表）

项目	参考区间	简要临床意义
纤溶酶原活性和抗原测定（PLG）	发色底物法： PLG：A：75%～140% ELISA法： PLG：Ag：（0.22±0.03）g/L	增高：血栓前状态和血栓性疾病 减低：原发性纤溶症、弥散性血管内凝血、大手术后、肝硬化、重症肝炎、门静脉高压、肝切除、肿瘤扩散等
组织纤溶酶原激活物活性和抗原测定（t-PA）	发色底物法：t-PA：A：（300～600）U/mL ELISA法：t-PA：Ag：（1.5～10.5）μg/L	增高：原发性纤溶症、继发性纤溶症（弥散性血管内凝血等） 减低：动脉血栓形成、深静脉血栓形成、高脂血症、口服避孕药、缺血性中风等
血浆纤溶酶原活化抑制剂-1活性和抗原测定（PAI）	发色底物法： PAI：A：（0.1～1.0）抑制单位/mL ELISA法： PAI：Ag：<1U/mL	增高：血栓前状态和血栓性疾病 减低：原发性和继发性纤溶症

项目	参考区间	简要临床意义
血浆 α_2-抗纤溶酶活性和抗原测定（α_2-AP）	发色底物法： α_2-AP：A：（0.8～1.2）抑制单位/mL ELISA法： α_2-AP：Ag：（1.5±0.3）抑制单位/mL	增高：静脉和动脉血栓形成、恶性肿瘤、分娩等 减低：肝病、弥散性血管内凝血、手术后、先天性 α_2-AP缺乏症

（六）血栓前状态检验

项目	参考区间	简要临床意义
血浆凝血酶原片段1+2检测（F1+2）	ELISA法： （0.67±0.19）nmol/L	增高：弥散性血管内凝血、深静脉血栓、肺栓塞、急性白血病、先天性和获得性AT缺乏症、蛋白C和蛋白S缺乏、口服避孕药及雌激素替代治疗 减低：口服抗凝剂治疗

项目	参考区间	简要临床意义
血浆纤维蛋白肽A测定（FPA）	ELISA法： 男性不吸烟者：（1.83±0.61）μg/L 女性不吸烟者：（2.24±1.04）μg/L	增高：急性心肌梗死、不稳定性心绞痛、深静脉血栓形成、弥散性血管内凝血、脑梗死、肺栓塞、恶性肿瘤、系统性红斑狼疮、妊娠晚期、肾小球肾炎、大面积烧伤等
可溶性纤维蛋白单体复合物（SFMC）测定	ELISA法： （48.5±15.6）mg/L	增高：见于弥散性血管内凝血、产科意外、严重感染、肝病、急性白血病、外科手术、严重创伤和恶性肿瘤等
蛋白C活性肽（PCP）	RIA法： 0.18～0.62ng/L	增高：血栓前状态、糖尿病伴微血管病变、弥散性血管内凝血前期等 减低：先天性蛋白C缺陷症和获得性蛋白C减低如肝病、尿毒症等

项目	参考区间	简要临床意义
凝血酶-抗凝血酶复合物（TAT）	ELISA法： （1.45±0.4）μg/L	增高：冠心病、心绞痛、急性心肌梗死、深静脉血栓形成、弥散性血管内凝血、白血病等 降低：肝素和纤溶治疗有效后，TAT水平即可下降
α_2-巨球蛋白（α_2-M）测定	（2.25±0.84）g/L	增高：慢性肾炎、肾病综合征、肝病、糖尿病、自身免疫性疾病、炎症反应、恶性肿瘤等 减低：弥散性血管内凝血、急性胰腺炎、系统性红斑狼疮等
纤维蛋白肽Bβ1-42和Bβ15-42测定	荧光色谱法： 纤维蛋白肽Bβ1-42： 0.74~2.24nmol/L Bβ15-42：（1.56±1.20）nmol/L	增高：纤维蛋白肽Bβ1-42和Bβ15-42增高见于高凝状态、血栓性疾病。纤维蛋白肽Bβ1-42增高为原发性纤溶，纤维蛋白肽Bβ15-42增高为继发性纤溶

（续上表）

项目	参考区间	简要临床意义
血浆纤溶酶–抗纤溶酶复合物测定（PAP）	ELISA法：<0.8mg/L	增高：弥散性血管内凝血、急性心肌梗死、脑血栓形成、肺栓塞、深静脉血栓形成、肾病综合征等

四、骨髓细胞学检验

项目	参考区间	简要临床意义
骨髓象分析	增生程度：增生活跃	极度活跃：各类白血病 明显活跃：白血病、增生性贫血等 增生活跃：正常骨髓或某些贫血 增生减低：再生障碍性贫血（慢性）、粒细胞缺乏症等 极度减低：再生障碍性贫血（急性）

项目	参考区间	简要临床意义
骨髓象分析	粒细胞与红细胞比值：2～4：1	增高：急性化脓性感染、类白血病反应、粒细胞性白血病、纯红再生障碍性贫血等 降低：粒细胞缺乏症、各种增生性贫血等 正常：免疫性血小板减少性紫癜、红白血病、再生障碍性贫血等
	粒细胞系统	
	原粒细胞＜2% 早幼粒细胞＜5%	增多：急性粒细胞白血病、类白血病反应等
	中性中幼粒细胞＜9%	增多：M2b型、慢性粒细胞白血病、类白血病反应等
	中性晚幼粒细胞＜16% 中性杆状核＜25%	增多：急性感染、慢性粒细胞性白血病、类白血病反应、药物中毒、严重烧伤、急性失血、大手术后、组织损伤等
	中性分叶核＜18%	增多：多为穿刺不佳，混入外周血所致的血液稀释

项目	参考区间	简要临床意义
骨髓象分析	嗜酸性分叶细胞＜4%	增多：过敏性疾病、寄生虫感染、慢性粒细胞白血病、嗜酸性粒细胞白血病、淋巴瘤、高嗜酸综合征等
	嗜碱性分叶细胞＜1%	增多：慢性粒细胞白血病、嗜碱性粒细胞白血病、放射线照射反应等
	红细胞系统	
	原红细胞＜2.5% 早幼红细胞＜3%	增多：红白血病、红血病等
	中幼红细胞＜11% 晚幼红细胞＜14%	增多：溶血性贫血、缺铁性贫血、巨幼细胞性贫血、急性失血性贫血、铅中毒、红血病等
	淋巴细胞系统	
	原淋巴细胞＜0.02% 幼淋巴细胞＜0.4%	增多：急性淋巴细胞性白血病、淋巴瘤白血病、慢性粒细胞性白血病转急性淋巴细胞白血病等

项目	参考区间	简要临床意义
骨髓象分析	淋巴细胞<20%	增多：慢性淋巴细胞白血病、淋巴瘤白血病、再生障碍性贫血、淋巴细胞型类白血病反应、传染性淋巴细胞增多症、传染性单核细胞增多症、巨球蛋白血症、淀粉样变等
	单核细胞系统	
	原单核细胞<0.02% 幼单核细胞<0.3%	增多：急性单核细胞白血病、慢性粒细胞白血病转急性单核细胞白血病、粒—单核细胞白血病等
	单核细胞<3%	增多：慢性单核细胞白血病、慢性粒—单细胞白血病、单核细胞型类白血病反应、某些感染等
	巨核细胞系统	

项目	参考区间	简要临床意义
骨髓象分析	数量：7～35个/（1.5cm × 3.0cm），其中原巨核细胞0，幼巨细胞0～5%，颗粒巨细胞10%～27%，产板巨细胞44%～60%，裸核巨细胞8%～30%	增多：骨髓增殖性疾病、M7型白血病、全髓白血病、Evans综合征、脾功能亢进、急性大出血等 减少：再生障碍性贫血、急性白血病、化疗后等 幼巨细胞增加：免疫性血小板减少性紫癜急性型 颗粒巨细胞增加：免疫性血小板减少性紫癜慢性型
	其他细胞	
	浆细胞<0.6%	增多：多发性骨髓瘤、浆细胞白血病、再生障碍性贫血、结缔组织病、巨球蛋白血症等
	组织细胞<0.3%	增多：噬血细胞综合征、反应性组织细胞增多症、再生障碍性贫血等

项目	参考区间	简要临床意义
骨髓象分析	组织嗜碱细胞少见	增多：再生障碍性贫血
	肿瘤细胞：无	骨髓转移癌等可见肿瘤细胞
	Reed-Sternberg（R-S）细胞：无	霍奇金病时可见
	Gaucher细胞：无	葡萄糖脑苷脂病时可见
	Nieman-Pick细胞：无	鞘磷脂病时可见
	海蓝组织细胞：无	增多：原发性海蓝组织增生症、免疫性血小板减少性紫癜、慢性粒细胞白血病、高脂血症等
	寄生虫：无	疟疾、黑热病、荚膜组织胞浆菌病、锥虫病时可见到相应的寄生虫

（续上表）

项目	参考区间	简要临床意义
过氧化物酶染色（POX）	粒细胞：早期原粒细胞为阴性，分化好的原粒细胞至成熟粒细胞均为阳性（嗜碱性粒细胞为阴性） 单核细胞：早期原单核细胞为阴性，其他均为弱阳性 淋巴细胞系、红细胞系及巨核细胞系、浆细胞等均为阴性	急性淋巴细胞性白血病阳性率<3%呈阴性反应，急性髓细胞性白血病阳性率>3%呈阳性反应。急性早幼粒细胞白血病阳性程度最强，粒-单核细胞白血病、急性单核细胞白血病呈弱阳性反应，急性巨核细胞性白血病呈阴性反应
中性粒细胞碱性磷酸酶染色（NAP）	阳性率：2%～76% 积分：35～70分（各单位应建立自己实验室的参考区间）	增高：细菌性感染、类白血病反应、再生障碍性贫血、慢性中性粒细胞性白血病、骨髓纤维化、慢性粒细胞白血病（加速期和急变期）、急淋或慢性淋巴细胞白血病、恶性淋巴瘤、骨髓转移癌等 减低：慢性粒细胞白血病、急性粒细胞白血病、红白血病、阵发性睡眠性血红蛋白尿、噬血细胞综合征等

项目	参考区间	简要临床意义
糖原染色（PAS）	红细胞：阴性 粒细胞和单核细胞：早期原始细胞为阴性，随细胞成熟阳性逐渐增强 淋巴细胞：阳性率<0.20 巨核细胞：阳性	1. 红血病、红白血病、骨髓增生异常综合征的幼稚红细胞可为阳性，缺铁性贫血、地中海贫血也可呈阳性，巨幼细胞性贫血、再生障碍性贫血等幼红细胞呈阴性 2. 辅助鉴别急性白血病：急性淋巴细胞白血病时原淋和幼淋阳性率高，呈粗颗粒状或块状阳性，急性粒细胞白血病时原粒细胞呈细颗粒状或均匀红色阳性
α-乙酸萘酚酯酶染色（α-NAE）	单核细胞：分化好的原单及幼稚、成熟单核细胞呈阳性，被酯酶氟化钠抑制 粒系、淋巴系、幼红等细胞为阴性，少数可为弱阳性，不被酯酶氟化钠抑制	急性白血病的辅助鉴别： 急性单核细胞白血病时单核细胞为阳性，阳性反应被酯酶氟化钠抑制；急性粒细胞白血病时原粒细胞阴性或弱阳性，阳性不被酯酶氟化钠抑制；急性早幼粒细胞白血病时早幼粒细胞呈强阳性，也不被酯酶氟化钠抑制；急性淋巴细胞白血病时原淋和幼淋阴性或弱阳性，不被酯酶氟化钠抑制；急性粒-单核细胞白血病时粒细胞阴性或弱阳性，不被抑制，单核细胞阳性，被酯酶氟化钠抑制

（续上表）

项目	参考区间	简要临床意义
铁染色	细胞外铁：+～++ 细胞内铁：铁粒幼细胞 0.19%～0.44%，以中晚幼红细胞为主，多为I型，少数为II型	辅助鉴别贫血类型： 缺铁性贫血：细胞内、外铁均明显减少 铁粒幼细胞性贫血：细胞内、外铁均明显增加，环形铁粒幼红细胞>15% MDS-RAS：内外铁明显增多，环形铁粒幼细胞>15% 非缺铁性贫血：外铁明显增加，而内铁可减少
酸性磷酸酶染色（ACP）	粒细胞、单核细胞、淋巴细胞、巨核细胞、血小板、浆细胞、巨噬细胞呈阳性	1. 毛细胞白血病时多毛细胞的ACP为阳性，耐L-酒石酸的抑制；淋巴肉瘤细胞和慢性淋巴细胞白血病的淋巴细胞，ACP也呈阳性，但可被L-酒石酸抑制 2.戈谢细胞为阳性，而尼曼-匹克细胞为阴性 3.T淋巴细胞呈阳性反应，而B淋巴细胞为阴性反应

五、血液病的其他检验

（一）血液病免疫分型

应用目的	标记物
髓系白血病/骨髓增生异常综合征/骨髓增生性肿瘤	CD11b, CD13, CD14, CD15, CD16, CD33, CD34, CD41, CD56, CD61, CD64, CD68, CD117, HLA-DR, MPO, GlyA, Lysozyme
淋系白血病/淋巴瘤	CD3, CD5, CD7, CD10, CD19, CD20, CD22, CD23, CD38, CD43, CD79a, TdT, HLA-DR, Kappa, Lambda, Ki-67, SmIg, CyIg, BCL2, BCL6
浆细胞骨髓瘤	CD20, CD38, CD56, CD79a, CD138, Cyclin-D1, Kappa, Lambda
肥大细胞病	Tryptase, CD117, CD25, CD2
朗格汉斯细胞性组织细胞/树突状细胞增多症	S100, CD1a
阵发性睡眠性血红蛋白尿	CD55, CD59

（二）血液病基因检验（FISH、PCR定性或定量）

疾病	相关基因
慢性粒细胞白血病（CML）	BCR/ABL1融合基因 ABL1激酶突变（耐药监测）
真性红细胞增多症（PV） 原发性骨髓纤维化（IMF） 原发性血小板增多症（ET） 嗜酸性粒细胞增多症	JAK2-V617F基因突变 JAK2基因外显子12和13突变检测（鉴别诊断先天性或获得性红细胞增多症、原因不明的血小板增加、起源不明的骨髓纤维化等疾病）
急性粒细胞白血病（AML）	16中常见融合基因（MLL/ELL、MLL/AF6、MLL/AF9、MLL/AF10、AML1/ETO、dupMLL、NPM/RARA、PLZF/RARA、PML/RARA、NPM/MLF1、CBFB/MYH11、DEK/CAN、HOX11、TLS/ERG、EV11）
	FLT3/ITD突变检测（预后不好）
	C-kit/D816V基因突变（中等预后）
	NPM1基因突变（较好的临床预后）

疾病	相关基因
急性粒细胞白血病（AML）	CEBPA基因突变（较好的临床预后）
	WT1基因（独立的较差预后标志，与急性粒细胞白血病、骨髓增生异常综合征发生和进展及凶险判断疗效跟踪和预后复发判断有非常密切的关系）
急性淋巴细胞白血病（ALL）	15种常见融合基因（MLL/AFX、MLL/AF1P、MLL/AF4、MLL/AF6、MLL/ENL、TEL/AML1、dupMLL1、TEL/PDGFR、TEL/ABL、E2A/PBX1、SIL/TAL1、HOX11、BCR/ABL1（p190、p210）、E2A/HLF）
	ABL激酶突变（耐药监测）
	1p32染色体内微缺失SIL-TAL1（预后不明）
	IgH基因重排
	TCR基因重排

（续上表）

疾病	相关基因
淋巴瘤	BCL1-JH融合基因（鉴别诊断套细胞淋巴瘤）
	BCL2-JH融合基因（鉴别诊断滤泡性淋巴瘤和其他B细胞淋巴瘤，预后不良）
	IgH基因重排
	TCR基因重排

（三）白血病染色体核型分析

疾病	染色体异常	融合基因	预后
急性淋巴细胞白血病	t（X;11）（q13;q23）	MLL/AFX	不良
急性粒细胞白血病	t（11;19）（q23;p13.1）	MLL/ELL	不良
急性淋巴细胞白血病	t（1;11）（p23;q23）	MLL/AF1P	不良
急性粒细胞白血病	t（11;17）（q13;q21）	MLL/AF17	不良
急性淋巴细胞白血病	t（1;19）（q13;p13）	E2A/PBX1	中间
急性T淋巴细胞白血病	TAL1-D	SIL/TAL1	不明
急性粒细胞白血病	t（8;21）（q22;q22）	ETO/AML1	较好

疾病	染色体异常	融合基因	预后
急性粒细胞白血病/急性淋巴细胞白血病	t（16;21）（p11;q22）	TLS/ERG	不良
急性淋巴细胞白血病	t（4;11）（q21;q23）	MLL/AF4	不良
急性淋巴细胞白血病	t（11;19）（q23;p13.3）	MLL/ENL	中间
慢性粒-单核细胞白血病/骨髓增生异常综合征	t（5;12）（q33;p13）	TEL/PDGFR	不明
急性早幼粒细胞白血病	t（11;17）（q23;q21）	PLZF/RARA	良好
骨髓增生异常综合征/急性粒细胞白血病	t（3;5）（q25.1;q34）	NPM/MLF1	急性粒细胞白血病预后较好，但骨髓增生性肿瘤有FLT3/ITD突变则不良
急性淋巴细胞白血病	t（9;12）（q34.1;p13）	TEL/ABL1	不明

（续上表）

疾病	染色体异常	融合基因	预后
急性粒细胞白血病/急性淋巴细胞白血病	t（6;11）（q27;q23）	MLL/AF6	不明
急性粒细胞白血病	inv（16）（p12;q22）	MYH11/CBFB	较好
急性粒细胞白血病	t（10;11）（p12;q23）	MLL/AF10	不明
急性粒细胞白血病/急性淋巴细胞白血病	（11q23）	DupMLL	不明
急性淋巴细胞白血病	t（17;19）（q22;p13）	E2A/HLF	不明
急性淋巴细胞白血病	t（12;21）（p13;q22）	TEL/AML1	较好
慢性粒细胞白血病急变期/急性粒细胞白血病/骨髓增生异常综合征	t（3;21）（q26;q22）	AML1/MDS1	不明
急性粒-单核细胞白血病	t（1;11）（q21;q23）	MLL/AF1Q	不明
急性粒细胞白血病	t（9;11）（p22;q23）	MLL/AF9	不明

疾病	染色体异常	融合基因	预后
急性淋巴细胞白血病/急性粒细胞白血病	t（9;22）（q34;q11）	BCR/ABL1	急性淋巴细胞白血病中出现该融合基因，预后不良
急性粒细胞白血病	t（6;9）（p23;q34）	DEK/CAN	不良
急性早幼粒细胞白血病	t（15;17）（q22;q21）	PML/RARA	良好
间变性大细胞淋巴瘤/T或B淋巴瘤	t（2;5）（p23;q35）	NPM/ALK	间变性大细胞淋巴瘤中出现该融合基因，预后良好
急性早幼粒细胞白血病	t（15;17）（q35;q22）	NPM/RARA	不明
急性T淋巴细胞白血病	t（7;10）（q35;q24）	HOX11	差

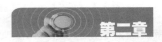

肝脏疾病相关的实验室检验

一、肝功能检验

项目	参考区间	简要临床意义
丙氨酸氨基转移酶（ALT）	血清 速率法（不含 5′-磷酸吡哆醛） 男：9~50U/L 女：7~40U/L	病理性增高：①各种急性病毒性肝炎、药物或酒精中毒引起的急性肝损伤，ALT明显增高；②慢性乙型和丙型肝炎、自身免疫性肝炎、慢性酒精性肝炎，ALT增高不明显，但长期异常；③胆管疾病如胆石症、胆管梗阻、胆囊炎、急慢性胰腺炎等，ALT轻中度增高；④心肌梗死、心肌炎、心力衰竭时的肝脏淤血、脑出血、骨骼肌疾病、多发性肌炎、营养不良、一些药物和毒物（如氯丙嗪、异烟肼、水杨酸制剂等）；⑤重症肝炎肝功能衰竭时，肝癌和肝硬化晚期，ALT正常或偏低 生理性增高：妊娠，劳累，运动，情绪恶化，心理压力大，内分泌失调，心、肝、脑供血不足都能引起ALT活性增高，正常新生儿ALT水平比成人均高2倍，出生后约3个月降至成人水平

项目	参考区间	简要临床意义
天门冬氨酸氨基转移酶（AST）	血清 速率法（不含5′-磷酸吡哆醛） 男：9～50U/L 女：7～40U/L	增高：①心肌梗死常在急性心梗发生后6～12h开始升高，24～48h达高峰，3～6d内可降至正常。②急性肝炎、药物中毒性肝坏死、肝癌、肝硬化、慢性肝炎、心肌炎、胸膜炎、肾炎、肺炎、骨骼肌疾病（如进行性肌营养不良、皮肌炎、挤压性肌肉损伤等）
AST／ALT比值	计算法	当ALT、AST均在正常范围时，比值无临床意义 增高：AST/ALT>1，常提示肝脏损害较重，比值越大提示病情越严重 降低：AST/ALT<1，轻型肝炎、急性肝炎、阻塞性黄疸、慢性迁延型肝炎等
碱性磷酸酶（ALP）	血清 速率法： 成人： 40～150U/L <15岁： <500U/L	增高：肝胆疾病（阻塞性黄疸、急性或慢性黄疸型肝炎、肝胆肿瘤等）、骨骼疾病（纤维性骨炎、成骨不全症、佝偻病、骨软化病、骨转移癌和骨折修复愈合期等） 生理性增高：骨生长、妊娠、成长、成熟、脂肪餐后 降低：重症慢性肾炎、甲状腺功能减退、严重贫血、恶性营养不良、先天性软骨发育不全等

（续上表）

项目	参考区间	简要临床意义
L-γ-谷氨酰转移酶（GGT）	血清速率法： 男性： 10~60U/L 女性： 7~45U/L	增高：GGT活性增高程度：肝外胆管梗阻>原发性肝癌>肝内胆汁淤积>急性肝炎>肝硬化>慢性肝炎中、重度。见于肝癌、脂肪肝、酒精性肝炎和肝硬化、胰腺癌、乏特壶腹癌、急性肝炎、慢性肝炎活动期、阻塞性黄疸、胆管感染、胆石症、急性胰腺炎、长期接受某些药物（如苯巴比妥、苯妥英钠、安替比林等）、口服避孕药等
腺苷脱氨酶（ADA）	血清酶法： 0~25U/L	血清ADA活性升高：见于肝炎、肝硬化（肝硬化明显高于急性黄疸型肝炎）、血色素沉着症、肿瘤引起的阻塞性黄疸、前列腺癌和膀胱癌、溶血性贫血、风湿热、伤寒、痛风、重症地中海贫血、骨髓性白血病、结核、自身免疫性疾病、传染性单核细胞增多症、心力衰竭等 脑脊液ADA活性升高：结核性脑膜炎显著增高，病毒性脑膜炎不增高，颅内肿瘤及中枢神经系统白血病稍增高

项目	参考区间	简要临床意义
亮氨酸氨基肽酶（LAP）	血清比色法：20～60U/L	增高：肝胆疾病（特别是肝脏和胆管恶性肿瘤、阻塞性黄疸）、胰腺癌、正常妊娠等
胆碱酯酶（ChE）	血清干化学法：4 600～12 000U/L	降低：有机磷中毒、肝实质细胞损伤、营养不良等 增高：维生素B缺乏症、甲状腺功能亢进、高血压、糖尿病、肾病综合征等
总蛋白（TP）	血清双缩脲法：>3岁：60～83g/L <3岁：44～76g/L	增高：急性失水如呕吐、腹泻、高热等，使总蛋白浓度相对增高，休克时，血浆也可发生浓缩，使总蛋白增加；慢性肾上腺皮质功能减退者，由于钠的丢失而继发水分丢失，血浆也可发生浓缩；同时也可见于高免疫球蛋白血症，如多发性骨髓瘤、巨球蛋白血症

第二章　肝脏疾病相关的实验室检验

项目	参考区间	简要临床意义
总蛋白 （TP）	血清 双缩脲法： 65～85g/L	降低：①营养不良、消耗增加，如严重结核、恶性肿瘤、甲状腺功能亢进；②合成障碍如肝脏功能严重损害；③丢失增加，如胃肠疾病、严重烧伤、大量血浆渗出、大出血、肾病综合征等；④血浆中水分增加，血液稀释如各种原因引起的水钠潴留 急性肝脏损伤早期或病变范围较小时，总蛋白、白蛋白、A/G比值均可正常
白蛋白 （A， Alb）	血清 溴甲酚绿法： 40～55g/L	增高：脱水和血液浓缩而致相对性增高。临床上尚未发现单纯白蛋白浓度增高的疾病 降低：急性大量出血或严重烧伤、营养不良、恶性肿瘤、甲状腺功能亢进、肝脏疾病、肾病蛋白尿、糖尿病、慢性消化道疾病、遗传性无白蛋白血症、妊娠晚期、极少数先天性白蛋白缺乏症等

项目	参考区间	简要临床意义
球蛋白（G）	计算法：TP－Alb 20～40g/L	增高：慢性活动性肝炎、活动性肺结核、系统性红斑狼疮、炎症或感染性疾病、疟疾、血吸虫病、麻风、风湿热、类风湿性关节炎、肝硬化、多发性骨髓瘤、肾病综合征、巨球蛋白血症等 降低：肾上腺皮质功能亢进、应用肾上腺皮质激素或免疫抑制剂后、先天性无丙种球蛋白血症、营养不良、胃肠道疾病等
白蛋白/球蛋白（A/G）	计算法：（1.2～2.4）：1	降低：慢性活动性肝炎、肝硬化、肾病综合征、类脂质肾病、低蛋白血症等
前白蛋白（PA）	血清免疫比浊法：180～390mg/L	降低：PA是一种负急性时相反应蛋白，可见于手术、炎症、恶性疾病、肾炎、重症肝炎、急性肝炎、慢性活动性肝炎、肝癌、阻塞性黄疸或肝硬化所致肝功能损害、营养不良、蛋白消耗性疾病或肾病、妊娠或高雌激素血症 增高：可见于Hodgkin's病

项目	参考区间	简要临床意义
总胆红素 （TBIL）	血清 重氮法： 2～21.0 μmol/L	增高：主要见于溶血性疾病、病毒性肝炎、中毒性肝炎或肝癌、肝内或肝外阻塞、新生儿生理性黄疸、Crigler-Najjar综合征、Gilbert病、Dubin-Johnson综合征等 降低：生理性降低见于孕妇；血清TBIL降低与冠心病危险增加相关
结合胆红素 （CBIL）	血清 重氮法： 0～7.0 μmol/L	增高：肝实质性黄疸呈中等程度增高；阻塞性黄疸呈重度增高；溶血性黄疸通常不升高；Dubin-Johnson综合征和Rotor综合征
未结合胆红素 （UBIL）	计算法： 0～19.0 μmol/L	增高：溶血性黄疸、肝细胞性黄疸
总胆汁酸 （TBA）	血清 循环酶法： 0～10μmol/L	增高：急慢性肝炎、肝硬化、原发性肝癌、急性肝内胆汁淤滞、肝外阻塞性黄疸、药物性黄疸、酒精性肝硬化等

项目	参考区间	简要临床意义
甘胆酸 （CG）	血清 放射免疫 测定法： $3.8 \sim 18.8 \mu g/L$	增高：急性肝炎、慢性活动性肝炎、原发性肝癌、肝硬化、慢性迁延性肝炎、胆石症伴黄疸患者胆管、胆囊排泄功能障碍 正常妊娠时孕妇血清CG水平随孕周逐步增高，至足月妊娠CG值较非孕时增加30%～60%。妊娠肝内胆汁淤积症患者血清CG水平较正常孕妇显著增高，甚至可达10～100倍，随患者血清CG增高使羊水污染率、早产率、胎儿宫内窘迫率及剖宫产率增高，甘胆酸增高10倍以上，这些危险进一步增加
血氨 （NH₃）	血浆 酶法：$11 \sim 60$ $\mu mol/L$ 干化学法： $9 \sim 33 \mu mol/L$	增高：肝性脑病、肝硬化后期的肝昏迷、肝衰竭、急性、亚急性肝坏死、Reye's综合征。饮食中蛋白质摄入过多也可造成血氨增高。标本采样后必需立刻送检，否则影响结果的准确性

（续上表）

项目	参考区间	简要临床意义
谷氨酸脱氢酶（GLD）	血清DGKC方法：女性≤5.0U/L，男性≤7.0U/L	增高：肝细胞坏死的肝病，如缺氧性肝病或中毒性肝损伤均显著增高；肝癌，肝转移癌，阻塞性黄疸均增高；脂肪肝会轻微增高；肝硬化通常仅轻度增高或正常和随病情变动；慢性病毒性肝炎或自身免疫性肝炎通常不会增高
5′-核苷酸酶（5′-NT）	血清速率法：0~11U/L	增高：主要见于肝胆系统疾病如阻塞性黄疸、原发及继发性肝癌等
单胺氧化酶（MAO）	血清醛苯胺法：<36U/mL	增高：主要见于肝硬变。肢端肥大症、爆发性肝炎、重症肝细胞坏死等也可增高
血清β-N-乙酰氨基葡萄糖苷酶（NAG）	血清速率法：15~27U/L	增高：肝硬化和慢性活动性肝炎晚期，肝组织有纤维化倾向者；中晚期妊娠活性亦见增高

项目	参考区间	简要临床意义
铜蓝蛋白（CER）	血清 散射比浊法： 210～530mg/L	增高：重症感染、肿瘤、甲状腺功能亢进、胆汁性肝硬化、风湿病、类风湿性关节炎、再生障碍性贫血、心肌梗死、手术后等 减低：肝豆状核变性，营养不良，如肾病综合征、吸收不良综合征、蛋白漏出性胃肠症、肾病综合征、低蛋白血症等，原发性胆汁性肝硬化、原发性胆管闭锁症等，新生儿、未成熟儿
血清 α_1-酸性糖蛋白（AAG）	血清 散射比浊法： 0.5～1.4g/L	增高：各种急性时相反应、妊娠、肝细胞癌、胰腺癌、胆管系统急性炎症、伴有白细胞增生的疾病 减低：严重肝病、营养不良等
血清 α_1-抗胰蛋白酶（AAT）	血清 散射比浊法： 2.0～4.0g/L	增高：细菌性和病毒性炎症、肿瘤、急性胰腺炎、急性心肌梗死、外科手术后、妊娠、雌激素治疗后等 减低：重症肝炎、肝硬化、新生儿肝炎、阻塞性肺气肿、AAT缺乏症等

（续上表）

项目	参考区间	简要临床意义
血清 α_2-巨球蛋白（α_2-MG）	血清散射比浊法：$1.5 \sim 3.5$ g/L	增高：炎症性疾病、肝病、肾病综合征、早期糖尿病肾病、妊娠、巨球蛋白血症、围绝经期妇女及2～4岁小儿等 减低：类风湿关节炎、骨髓瘤、弥散性血管内凝血、恶性肿瘤（晚期和进行时）等
血清蛋白电泳（SPE）	血清醋酸纤维素膜电泳（丽春红S染色）： 白蛋白： $0.58 \sim 0.68$ α_1-球蛋白： $0.01 \sim 0.057$	1. 肾病综合征、慢性肾小球肾炎：白蛋白降低、γ-球蛋白可能降低，α_2-球蛋白和 β-球蛋白增高 2. 慢性肝炎、肝硬化：白蛋白显著减少，γ-球蛋白可增高2-3倍 3. 肝癌和其他恶性肿瘤：糖蛋白及黏蛋白增高，可使 α_1-球蛋白及 α_2-球蛋白增高，肝癌时甲胎蛋白可在白蛋白与 α_2-球蛋白之间出现一条电泳带 4. 多发性骨髓瘤：γ-球蛋白明显增高，β-球蛋白也增高，血中本-周氏蛋白在 β 与 γ-球蛋白之间出现一条电泳带

项目	参考区间	简要临床意义
血清蛋白电泳（SPE）	α_2-球蛋白：0.049~0.112 β-球蛋白：0.07~0.13 γ-球蛋白：0.098~0.182	5. 高脂血症：α_1-球蛋白、α_2-球蛋白及β-球蛋白均可增高 6. 无丙种球蛋白血症时，γ-球蛋白明显降低 7. 慢性炎症时，白蛋白减少，α_1-球蛋白、α_2-球蛋白及γ-球蛋白均可增高

二、病毒性肝炎感染标志物的检验

（一）甲型肝炎

项目	参考区间	简要临床意义
甲型肝炎病毒抗体（HAV-IgM/IgG）定性	血清 酶联免疫吸附法（ELISA）：阴性	IgM阳性：HAV急性感染，2~3周达高峰，3~6个月后消退 IgG阳性：HAV感染后3~4个月达高峰，可长期存在。现症感染、既往感染、无症状感染或亚临床感染均可呈阳性

（续上表）

项目	参考区间	简要临床意义
甲型肝炎病毒RNA荧光定量（HAV-RNA）	血清 FQ-PCR：<5.0 E2 （各试剂厂家有差异）	增高：用于诊断甲型肝炎病毒感染。其拷贝数直接反映人体内甲型肝炎病毒是否存在及病毒复制活跃程度，可作为疗效监测的指标
甲型肝炎病毒RNA荧光定性（HAV-RNA）	血清 FQ-PCR：阴性	阳性：反映人体内存在甲型肝炎病毒

（二）乙型肝炎

项目	参考区间	简要临床意义
乙型肝炎病毒表面抗原（HBsAg）定性	血清 酶联免疫吸附法（ELISA）：阴性	阳性：已经感染乙型肝炎病毒。阳性半年或1年以上为HBV慢性携带者，部分病人将发展为慢性肝炎、肝坏死、肝硬化，少数患者还可发生肝细胞癌

项目	参考区间	简要临床意义
乙型肝炎病毒表面抗原（HBsAg）定量	血清 电化学发光免疫分析法（ECLIA）：各试剂厂家有差异	增高：见于乙型肝炎潜伏期和急性期、慢性HBsAg携带者、慢性活动性肝炎、慢性迁延性肝炎、肝硬化、肝癌等
乙型肝炎病毒表面抗体（HBsAb）定性	血清 酶联免疫吸附法（ELISA）：阴性或阳性	HBV免疫性中和抗体，阳性表示有免疫力或疫苗接种成功标识
乙型肝炎病毒表面抗体（HBsAb）定量	血清 电化学发光免疫分析法（ECLIA）：各试剂厂家有差异	增高：见于既往感染HBV，现已恢复，且对HBV有一定免疫力；接种乙型肝炎疫苗后，被动性获得抗体
乙型肝炎病毒E抗原（HBeAg）定性	血清 酶联免疫吸附法（ELISA）：阴性	HBeAg阳性提示HBV复制旺盛，病毒数量多，有较强的传染性。HBsAg和HBeAg同时阳性为HBV活动携带者，传染性比HBsAg单独阳性强5～9倍

第二章　肝脏疾病相关的实验室检验

（续上表）

项目	参考区间	简要临床意义
乙型肝炎病毒E抗原（HBeAg）定量	血清 电化学发光免疫分析法（ECLIA）：各试剂厂家有差异	增高：见于HBV活跃复制期，传染性强，该指标持续升高者易转变为慢性肝炎。患乙型肝炎的孕妇增高时会垂直传播给新生儿
乙型肝炎病毒E抗体（HBeAb）定性	血清 酶联免疫吸附法（ELISA）：阴性	HBeAb阳性是HBV复制减少和传染性减弱的标志。提示传染性明显减弱或疾病在恢复过程中。有时可与HBsAb并存月或数年
乙型肝炎病毒E抗体（HBeAb）定量	电化学发光免疫分析法（ECLIA）：各试剂厂家有差异	降低：见于急性感染恢复期，慢性乙型肝炎。部分慢性乙型肝炎病人、肝硬化、肝癌病人可检出
乙型肝炎病毒核心抗体（HBcAb）定性	血清 酶联免疫吸附法（ELISA）：阴性	阳性见于乙型肝炎急性后期、慢性期、恢复期或既往感染，可持续数十年乃至终生。为现正感染或既往感染的标志，用于病期判断和流行病学研究

项目	参考区间	简要临床意义
乙型肝炎病毒核心抗体（HBcAb）定量	血清 电化学发光免疫分析法（ECLIA）：各试剂厂有差异	降低：表示患者正在感染乙型肝炎病毒，或为既往感染乙型肝炎病毒，具有流行病学意义
乙型肝炎病毒核心抗体IgM（HBcAb-IgM）定性	血清 酶联免疫吸附法（ELISA）：阴性	阳性：乙型肝炎病毒急性感染或慢性乙型肝炎急性发作，有强传染性
乙型肝炎病毒前S1抗原定性（Pre-S1）	血清 酶联免疫吸附法（ELISA）：阴性	Pre-S1是反映乙型肝炎病毒感染与复制的新指标。假阳性少，可弥补乙型肝炎五项检测的缺陷、特别是病毒前C区基因变异而导致e抗原缺陷。Pre-S1抗原阳性的小三阳患者具有传染性
乙型肝炎病毒前C区基因突变检测	血清 FQ-PCR：小于最低检测限	1.治疗方案的选择 2.HBV耐药株的选择

（续上表）

项目	参考区间	简要临床意义
乙型肝炎病毒核酸检测（HBV-DNA）	血清 FQ-PCR定量： 小于最低检测限	病毒复制和存在的指标，HBV DNA水平越高，其传染性越强。HBeAg 阳性者、HBV DNA $\geq 10^5$ IU/mL或HBeAg阴性者、HBV DNA$\geq 10^4$ IU/mL需进行抗病毒治疗，治疗结束后HBV DNA 仍保持较低水平者反跳的可能性较大。小于最低检测限可作为乙型肝炎病毒无复制状态或低水平复制的指标或无乙型肝炎病毒感染
乙型肝炎病毒DNA荧光定性（HBV-DNA）	血清、乳汁 FQ-PCR：阴性	阳性：直接反映人体内乙型肝炎病毒是否存在

项目	参考区间	简要临床意义
乙型肝炎病毒基因变异（YMDD）	血清 荧光探针法：小于最低检测限	报告方式：小于最低检测限；野生型（YMDD未发现变异）；单一突变型（发现YVDD变异株/发现YIDD变异株）；混合突变型（同时发现YVDD和YIDD变异株） 拉米呋啶是常用的核苷类抗乙型肝炎病毒药物，对乙型肝炎病毒有明显抑制作用，但在长期用药过程中，部分乙型肝炎病毒多聚酶基因YMDD氨基酸序列（酪氨酸-蛋氨酸-天门冬氨酸-天门冬氨酸）中的核酸M位点变异通常导致拉米呋啶的耐药，影响治疗效果。所以在用药过程中需严密观察，一旦出现YMDD变异株，应立即调整治疗方案

（三）丙型肝炎

项目	参考区间	简要临床意义
丙型肝炎病毒抗体IgG/IgM（HCV-IgG/IgM）定性	血清 酶联免疫吸附法（ELISA）：阴性	输血后肝炎多数为丙型肝炎 HCV-IgM阳性：急性HCV感染后，机体产生HCV-IgM，持续10～20周。慢性HCV感染，HCV-IgM阳性是病变活动的标志 HCV-IgG出现常晚于HCV-IgM，阳性表明体内已有HCV感染 HCV-IgG阴性不能完全排除HCV感染，必要时检测HCV-RNA
丙型肝炎病毒抗体定量	血清 电化学发光免疫分析法（ECLIA）：各试剂厂家有差异	增高：感染丙型肝炎病毒。必要时检测HCV-RNA
丙型肝炎病毒抗原定性	血清 酶联免疫吸附法（ELISA）：阴性	阳性：感染丙型肝炎病毒。与检测抗HCV抗体相比，抗原检测具有准确反映患者体内HCV的感染状态的优点，它能检测出HCV感染后窗口期以及某些耐受人群未发生血清转化等情况

项目	参考区间	简要临床意义
丙型肝炎病毒核酸检测（HCV-RNA）	血清FQ-PCR：小于最低检测限	病毒复制和存在的指标，HCV RNA水平越高，其传染性越强。HCV RNA$>10^3$ IU/mL需进行抗病毒治疗，HCV RNA $<10^7$ IU/mL的治疗效果常优于HCV RNA含量更高者。小于最低检测限可作为丙型肝炎病毒无复制状态或低水平复制的指标或无丙型肝炎病毒感染
丙型肝炎病毒RNA荧光定性（HCV-RNA）	血清FQ-PCR：阴性	阳性：直接反映人体内存在丙型肝炎病毒

（四）丁型肝炎、戊型肝炎、庚型肝炎

项目	参考区间	简要临床意义
丁型肝炎病毒抗体IgM/IgG（HDV-IgM/IgG）定性	血清 酶联免疫吸附法（ELISA）：阴性	丁型肝炎感染的标志。HDV是依赖于HBV存在的缺陷病毒，见于HBsAg阳性的HDV感染者血清中
戊型肝炎病毒抗体IgM/IgG（HEV-IgM/IgG）定性	血清 酶联免疫吸附法（ELISA）：阴性	IgM抗体阳性：HEV急性感染，2～3周达高峰，3～6个月后消退 IgG抗体阳性：HEV感染后3～4个月达高峰，可长期存在。现症感染、既往感染、无症状感染或亚临床感染均可阳性
戊型肝炎病毒RNA荧光定量（HEV-RNA）	血清 FQ-PCR：小于最低检测限	用于诊断戊型肝炎病毒感染。其拷贝数直接反映人体戊型肝炎病毒是否存在及病毒复制活跃程度，可作为疗效监测的标准

项目	参考区间	简要临床意义
庚型肝炎病毒抗体IgG定性（HGV-IgG）	血清 酶联免疫吸附法（ELISA）：阴性	庚型肝炎感染的标志。主要通过血液传播。单纯庚型肝炎的病例并不多，见于与慢性乙型肝炎混合感染
庚型肝炎病毒RNA荧光定量（HGV-RNA）	血清 FQ-PCR：小于最低检测限	用于诊断庚型肝炎病毒感染。其拷贝数直接反映人体庚型肝炎病毒是否存在及病毒复制活跃程度，可作为疗效监测的标准
庚型肝炎病毒RNA荧光定性（HGV-RNA）	血清FQ-PCR：阴性	用于诊断庚型肝炎病毒感染

三、乙型肝炎两对半检测模式分析一览表

（一）9种常见模式（出现率1%~40%）分析

模式	HBsAg	抗–HBs	HBeAg	抗–HBe	抗–HBc	临床意义
1	+	−	+	−	+	①急慢性乙型肝炎；②提示HBV复制；③病情处于活动期，有较强传染性。俗称"大三阳"
2	+	−	−	+	+	①急性HBV趋于恢复；②传染性弱；③长期持续易癌变。俗称"小三阳"
3	+	−	−	−	+	①急性HBV感染；②HBsAg携带者，传染性较弱；③慢性迁移性肝炎
4	−	+	−	−	+	①既往感染，仍有免疫力；②非典型恢复型，急性感染中、后期
5	−	−	−	+	+	①既往感染过HBV；②急性HBV感染恢复期；③基本无感染性

模式	HBsAg	抗-HBs	HBeAg	抗-HBe	抗-HBc	临床意义
6	−	−	−	−	+	①既往感染过HBV；②急性HBV感染窗口期
7	−	+	−	−	−	①被动或主动免疫后；②HBV感染后已康复，有免疫力
8	−	+	−	+	+	①急性感染过HBV后康复；②近期感染过HBV，有免疫力
9	−	−	−	−	−	①未经免疫的正常人；②被动/主动免疫后免疫耐受无抗体

（二）15种少见模式（出现率<1%）分析

模式	HBsAg	抗-HBs	HBeAg	抗-HBe	抗-HBc	临床意义
1	+	−	−	−	−	急性HBV感染早期；慢性HBsAg携带者传染性弱
2	+	−	−	+	−	慢性HBsAg携带者易转阴；急性HBV感染趋向恢复
3	+	−	+	−	−	早期HBV感染或慢性携带者；易转成慢性肝炎

（续上表）

模式	HBsAg	抗-HBs	HBeAg	抗-HBe	抗-HBc	临床意义
4	+	−	+	+	+	急性HBV感染趋向恢复；慢性肝炎
5	+	+	−	−	−	亚临床型HBV感染早期；不同亚型HBV两次感染
6	+	+	−	−	+	亚临床型HBV感染早期；不同亚型HBV两次感染
7	+	+	−	+	−	亚临床型或非典型性感染
8	+	+	−	+	+	非临床型或非典型性感染早期
9	−	−	+	−	−	非典型性急性感染；提示非甲非乙型肝炎
10	−	−	+	−	+	非典型性急性感染
11	−	−	+	+	+	急性HBV感染中期，趋向康复
12	−	+	−	+	−	HBV感染后已恢复，有免疫力
13	−	+	−	−	−	亚临床型或非典型性HBV感染
14	−	+	−	−	+	亚临床型或非典型性HBV感染
15	−	−	−	+	−	急、慢性HBV感染趋向恢复，一般无传染性

四、肝纤维化检验

项目	参考区间	简要临床意义
Ⅲ型前胶原N端肽（PⅢNP）	血清 化学发光法： 0.0～15.0ng/mL	血清Ⅲ型前胶原N端肽含量可反映肝纤维化程度和肝病的活动性。长期随访患者血清PⅢNP含量能判定慢性肝病的预后。年幼儿童生长导致全身间质胶原的更新可使血清PⅢNP水平明显增高，故血清PⅢNP检测对儿童肝纤维化没有诊断价值
Ⅳ型胶原蛋白（CⅣ）	血清 化学发光法： 0.0～95.0ng/mL	由肝炎向肝硬化的肝纤维化发展过程中，Ⅳ型胶原在Disse间隙形成基底膜。与此同时肝组织及血液中的Ⅳ型胶原含量也随之增加
层粘连蛋白（LN）	血清 化学发光法： 0.0～130.0ng/mL	此指标可反映肝窦毛细血管化和汇管区纤维化。一般的慢性炎症增生也可能引起LN的增高，LN、CⅣ、HA用于肝纤维化诊断缺乏高灵敏度和特异性，因此需配合其他实验室检验指标及影像学指标综合判断

（续上表）

项目	参考区间	简要临床意义
透明质酸（HA）	血清 化学发光法： 0.0～120.0ng/mL	多种原因导致的肝病均可使血清HA水平上升，肝纤维化时，肝成纤维细胞合成HA水平大大升高，且内皮细胞清除HA能力亦有下降，双重原因导致肝纤维化中HA水平上升

五、浆膜腔积液（包括胸腔积液、腹腔积液、心包积液、关节液）检验

项目	参考区间	简要临床意义
颜色	淡黄色	红色：结核、肿瘤、穿刺损伤等
		乳酪色：化脓性感染
		乳糜样：胸导管、淋巴管阻塞破裂
		绿色：铜绿色假单胞菌感染
透明度	透明	混浊：渗出液含大量细胞、细菌
比密	漏出液<1.015 渗出液>1.018	用于区分渗出液和漏出液
凝块	无	漏出液不易凝固，渗出液凝固或不凝固

项目	参考区间	简要临床意义
Rivalta试验	阴性	漏出液阴性，渗出液阳性
细胞总数计数		漏出液<300×10^6/L，渗出液>$1\ 000 \times 10^6$/L
细胞分类计数		中性分叶核：化脓性炎症、早期结核
		淋巴细胞：中期以后结核、病毒感染等
		间皮细胞、组织细胞：淤血、恶性肿瘤等
结晶	无	胆固醇结晶：脂肪变性及胆固醇性胸膜炎
		含铁血黄素结晶：出血后
葡萄糖	氧化酶法：$3.6 \sim 5.5$mmol/L	正常积液与血清血糖水平相近，漏出液与血清相比可无明显变化，渗出液较低，通常为1/2 降低：化脓性、结核性、类风湿性积液。肝硬化积液葡萄糖与血糖比例为1：（$0.0 \sim 3.68$）；结核性为$0.25 \sim 0.93$

项目	参考区间	简要临床意义
蛋白定量	漏出液<25g/L，渗出液>30g/L	腹腔积液：肝硬化多为漏出液，合并感染时可为渗出液；结核性腹膜炎时多为渗出液。胸腔积液：充血性心力衰竭、上腔静脉阻塞或血栓形成多为漏出液；恶性肿瘤、结核性胸膜炎等多为渗出液
乳酸脱氢酶（LD）	腹腔积液<200U/L，胸腔积液<500U/L	LD<200U/L，积液/血清比值<0.6提示为漏出液；LD>200U/L，且积液/血清比值≥0.6提示为渗出液；积液/血清比值>1.0，提示为恶性积液
溶菌酶（LZM）		酶活性以脓胸最高，结核性酶活性明显高于癌性积液和风湿病性积液
腺苷脱氨酶（ADA）		结核性胸膜炎及结核性腹膜炎病人胸腔积液中明显增高，且积液中ADA/血清ADA的比值>1
恶性病变细胞学检验	无	积液量应>200mL，采集后在1h内完成检验 积液中癌细胞80%以上为腺癌，少数为鳞状上皮癌、未分化癌和恶性淋巴癌

六、自身免疫性肝病检验

见"自身免疫性疾病的实验室检验"。

七、肝脏肿瘤血清标志物检验

见"肿瘤标志物的实验室检验"。

八、肝脏疾病相关的寄生虫学检验

见"感染性疾病相关的检验"。

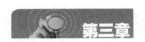
一、尿液一般检验

项目	参考区间	简要临床意义
尿量	24h尿 成人：（1.0～1.5）L/24h 小儿：（3～4）mL/ （kg·h体重）	增高：生理性多尿（饮水过多、饮浓茶、饮酒、精神紧张等）、病理性多尿（糖尿病、尿崩症、慢性肾炎、神经性多尿等） 降低：生理性少尿（饮水少，出汗多等）；病理性少尿（休克、脱水、严重烧伤、急慢性肾炎、心功能不全、肝硬变腹水、流行出血热少尿期、尿毒症、急慢性肾衰竭等）
颜色	新鲜尿：淡黄色	深黄色：浓缩尿、尿胆红素增高、药物等 浓茶色：尿胆红素增高 红色～红褐色：血尿、血红蛋白尿、肌红蛋白尿 紫红色：卟啉尿、药物影响

项目	参考区间	简要临床意义
颜色	新鲜尿：淡黄色	棕黑色：高铁血红蛋白尿、血尿、血红蛋白尿、肌红蛋白尿、黑色素、黑尿酸、药物影响等 绿蓝色：胆绿素、细菌尿等 乳白色：乳糜尿、脓尿
透明度	新鲜尿：清晰、透明	混浊：脓尿、血尿、无机盐结晶尿 乳糜样：乳糜尿
尿液渗量	冰点渗透压计 尿渗量：$600 \sim 1\,000$ mOsm/（kg·H_2O） 尿渗量/血浆渗量之比为（$3.0 \sim 4.7$）/1.0	减低：肾小球肾炎伴有肾小管和肾间质病变 尿/血渗量比明显减低：慢性肾盂肾炎、多囊肾、阻塞性肾病等
pH值	试带法 晨尿：$5.5 \sim 6.5$ 随机尿：$4.5 \sim 8.0$	增高：碱中毒、膀胱炎、肾盂肾炎、严重呕吐、服用碱性药物或食物等 减低：糖尿病、痛风、低血钾性碱中毒、酸中毒、服用酸性药物或食物等

项目	参考区间	简要临床意义
比密（SG）	试带法 晨尿：1.015~1.025 随机尿：1.003~1.030 新生儿：1.002~1.004	增高：急性肾小球肾炎、急性肾衰少尿期、高热、心功能不全、脱水、糖尿病等 减低：急性肾小管坏死、急性肾衰多尿期、慢性肾功能衰竭、尿崩症等
蛋白定性（PRO）	尿液 磺基水杨酸法或试带法：阴性	生理性蛋白尿：剧烈运动、发热、寒冷刺激、精神紧张、过度兴奋、站立时间过长、行军性、输注或摄入蛋白质过多，受白带、月经、精液、前列腺液污染，老年性蛋白尿、妊娠性蛋白尿 病理性蛋白尿：肾前性蛋白尿见于本-周蛋白尿、血红蛋白尿、肌红蛋白尿、溶菌酶尿等；肾性蛋白尿见于肾小球或肾小管疾病，可因炎症、血管病、中毒等原因引起；肾后性则见于肾盂、输尿管、膀胱、尿道的炎症、肿瘤、结石、白带污染等

（续上表）

项目	参考区间	简要临床意义
隐血试验 （BLD）	尿液 试带法：阴性	阳性：血尿、血红蛋白尿
葡萄糖定性 （GLU）	尿液 试带法：阴性	阳性：糖尿病、肾性糖尿病、甲状腺功能亢进、内服或注射大量葡萄糖、精神激动、颅脑外伤、嗜铬细胞瘤、慢性肾炎、肾病综合征等
酮体定性 （KET）	尿液 试带法：阴性	阳性：糖尿病、妊娠剧烈呕吐、长期饥饿、营养不良、剧烈运动等
胆红素定性 （BIL）	尿液 试带法：阴性	阳性：肝实质性或阻塞性黄疸、急性血管内溶血
尿胆原试验 （URO）	尿液 试带法 弱阳性，1：20稀释后阴性	阳性：溶血性黄疸、肝实质性病变、充血性心力衰竭等 阴性：完全阻塞性黄疸
白细胞酯酶试验 （LEU）	尿液 试带法：阴性	阳性：肾盂肾炎、膀胱炎等

（续上表）

项目	参考区间	简要临床意义
亚硝酸盐试验（NIT）	尿液 试带法：阴性	阳性：大肠埃希菌属、克雷伯杆菌属、变形杆菌属、假单胞菌属等引起的尿路感染
尿沉渣定量	新鲜尿 男性：RBC：0～4/μL WBC：0～5/μL 管型：0～1/μL 女性：RBC：0～6/μL WBC：0～10/μL 管型：0～1/μL	RBC增高：肾小球肾炎、泌尿系结石、肿瘤等
		WBC增高：泌尿系炎症
		管型增高：红细胞管型：急性肾小球肾炎
		颗粒管型：肾单位有淤滞
		脂肪管型：慢性肾炎肾病型、类脂性肾病
		肾衰竭管型：慢性肾功能不全
		蜡样管型：慢性肾炎晚期、肾淀粉样变
本-周氏蛋白定性（BJP）	尿液 对甲苯磺酸法或热沉淀反应法：阴性	阳性：多发性骨髓瘤、巨球蛋白血症、慢性肾盂肾炎、恶性淋巴瘤等 对甲苯磺酸法或热沉淀反应法仅为过筛法，建议使用更灵敏、更特异的尿液免疫球蛋白轻链（κ-轻链，λ-轻链）

项目	参考区间	简要临床意义
尿含铁血黄素试验（Rous 试验）	尿液 Rous法：阴性	阳性：阵发性睡眠性血红蛋白尿、其他慢性血管内溶血
乳糜定性	尿液 乙醚萃取法：阴性	阳性：丝虫病或其他原因阻塞淋巴管使尿路淋巴管破裂
1h尿沉渣计数	3h尿（早上6:00~9:00留尿） 计数板法 男性： RBC<30×10^3/h WBC<70×10^3/h 管型<3.4×10^3/h 女性：RBC<40×10^3/h WBC<140×10^3/h 管型<3.4×10^3/h 癌细胞：未见	RBC增高：泌尿系结石、肿瘤、肾炎 WBC增高：尿路感染、前列腺炎 管型增高：各类肾炎 癌细胞：95%来源于上皮组织，以肾盂、输尿管、膀胱发生的移行细胞癌最常见（90%）。鳞癌占6%~7%，腺癌占1%~2%。未分化癌极少见

（续上表）

项目	参考区间	简要临床意义
尿红细胞形态检验（尿红细胞位相）	尿液 正常人红细胞数 $(0.5\sim5.0)\times10^3/mL$，多为正常红细胞	增高：尿中畸形红细胞（如芽孢形、穿孔、影红细胞等）超过75%，且红细胞数≥8 000/mL者，肾小球性血尿

二、肾小球功能检验

项目	参考区间	简要临床意义
尿素 （Urea）	血清 脲酶速率法： >60岁：$2.86\sim8.21$ mmol/L； $18\sim60$岁：$2.14\sim7.14$ mmol/L； <18岁：$1.43\sim6.78$ mmol/L	增高：①肾前性疾病，如感染、高热、脱水、水肿、腹水、糖尿病酸中毒、休克、循环功能不全；②肾性疾病，如肾小球肾炎、肾功能衰竭、肾盂肾炎、肾病综合征、肾间质性肾炎等；③肾后性疾病，如前列腺肿大、尿路结石、膀胱肿瘤致尿道受压等；④高蛋白饮食、消化道出血、大面积烧伤、大手术后、甲状腺功能亢进等；⑤标本严重溶血、血氨升高 降低：严重肝病、营养不良、消耗性疾病、妊娠等

临床检验掌中宝

项目	参考区间	简要临床意义
肌酐（Cr）	血清 酶法： 男：59～104 μmol/L 女：45～84 μmol/L	增高：①肾性疾病（如肾小球肾炎、肾功能衰竭、肾盂肾炎、肾病综合征、肾间质性肾炎等）；②肾后性疾病（如前列腺肿大、尿路结石、膀胱肿瘤致尿道受压等）；③肌肉损伤、心功能不全、心肌炎、巨人症、肢端肥大症等 降低：肌肉萎缩性病变、肝功能障碍、贫血、白血病、尿崩症、妊娠等
尿肌酐（UCr）	酶法： 男：8 600～19 400 μmol/24h 女：6 300～13 400 μmol/24h	增高：伤寒、斑疹伤寒、破伤风、消耗性疾病、甲状腺功能减退等 降低：肾功能不全、白血病、肌萎缩、甲状腺功能亢进等

项目	参考区间	简要临床意义
内生肌酐清除率（Ccr）	血清、尿液 男性：85～125mL/min 女性：75～115mL/min	增高：早期糖尿病、贫血 降低：肾功能不全、肾功能衰竭、脱水、充血性心力衰竭、休克、肝肾综合征等 判断肾小球滤过功能及损害程度：轻度损害：70～51mL/min；中度损害：50～31mL/min；重度损害：低于30mL/min
尿酸（UA）	血清 尿酸酶紫外法：男： 208～428μmol/L 女：155～357μmol/L	增高：痛风、白血病、多发性骨髓瘤、真性红细胞增多症、肾炎、肾结核、肾盂肾炎的晚期、氯仿中毒、四氯化碳中毒及铅中毒、子痫、妊娠反应及食用富含核酸的食物（如贝类）等 降低：遗传性黄嘌呤尿症等
尿尿酸（UUA）	酶联法： 1 200～5 900μmol/24h	增高：痛风、慢性白血病、红细胞增多症、急性重症肝炎、中毒性肝炎、肌肉损伤、食用富含核蛋白的食物等 降低：肾炎等

项目	参考区间	简要临床意义
血 β_2-微球蛋白（β_2-MG）	血清 免疫比浊法：1.0～3.0mg/L	增高：肾炎、肾功能降低、自身免疫性疾病、肾移植排异反应、恶性肿瘤、结缔组织病、急性肝炎、肝硬化、慢性活动性肝炎、庆大霉素和硝苯地平等药使用过量
胱抑素C（CysC）	血清 免疫比浊法：0.6～1.2mg/L	增高：各种肾小球肾炎、移植排斥反应、糖尿病肾病早期。一个理想的反映肾小球滤过功能的指标，能更精确地反映肾小球滤过率
尿蛋白（UP）	24h尿液或随机尿 邻苯三酚红比色法： 0～150mg/24h 0～100mg/L	增高：①生理性蛋白尿：高蛋白饮食、剧烈运动、应激状态、妊娠期等；②病理性蛋白尿：各种原因所致肾脏实质性损害，轻度蛋白尿（<1.0g/24h）多见于各种原因引起的肾间质性肾炎、各种肾炎缓解期、急性肾炎恢复期、肾功能衰竭晚期、肾小球动脉硬化性肾病、功能性或体位性蛋白尿；中度蛋白尿（1.0～3.5g/24h）见于多种肾脏疾病，以肾小球疾病常见；大量蛋白尿（>3.5g/24h）强烈提示肾小球病变，常为肾病综合征

（续上表）

项目	参考区间	简要临床意义
尿白蛋白（UAlb）	24h尿液或随机尿 免疫比浊法： 0～30mg/24h 0～30mg/L	增高：为早期肾损伤的检测指标之一，主要见于早期肾小球疾病，糖尿病肾病、高血压肾病、药物中毒的早期损伤
尿蛋白或尿白蛋白排泄率	同时测量尿蛋白或尿白蛋白和肌酐	临床意义：同尿蛋白或尿白蛋白测量
尿α_2-巨球蛋白（Uα_2-MG）	免疫比浊法：0～9.40mg/L	增高：为早期肾小球损伤的检测指标之一，如糖尿病肾病、高血压肾病的早期诊断、疗效观察
尿免疫球蛋白IgG（UIgG）	免疫比浊法：0～9.60mg/L	增高：为早期肾小球损伤的检测指标之一，如糖尿病肾病、高血压肾病的早期诊断、疗效观察
尿转铁蛋白（UTf）	免疫比浊法：0～2.10mg/L	增高：各种肾小球肾炎，如链球菌感染后肾炎、肾盂肾炎，早期诊断糖尿病肾病，早期发现肺心病肾功能损伤。能较白蛋白更敏感地反映电荷屏障受损，反映肾脏的早期损伤

三、肾小管功能检验

项目	参考区间	简要临床意义
尿 β_2-微球蛋白（$U\beta_2$-MG）	尿液 免疫比浊法：0.1～0.3mg/L	增高：肾间质性肾炎、急性肾小管坏死、先天性肾小管病变、上尿路感染、肾移植排斥反应；肾小球损伤、恶性肿瘤及自身免疫性疾病等致血清 β_2-MG 明显升高，超过肾小管重吸收极限时，尿中 β_2-MG 均增加
尿 α_1-微球蛋白（$U\alpha_1$-MG）	尿液 免疫比浊法：0～12.00mg/L	增高：肾功能损伤包括肾小球通透性或肾小管重吸收损伤、上尿路感染、移植排斥反应、运动之后、老年人等
尿液β-N-乙酰氨基葡萄糖苷酶（NAG）	尿液 速率法：<16U/g肌酐	增高：急慢性肾炎、休克引起的肾衰竭、肾病综合征、流行性出血热、中毒性肾病等。肾移植患者一般在临床出现各种指征前1～3d活性即增高
尿液渗量（Uosm）	尿渗量：600～1 000 mOsm/（kg·H$_2$O） 尿渗量/血浆渗量之比为（3.0～4.0）:1	尿渗量减少：反映肾小管浓缩功能减退 尿/血渗量比明显减低：肾功能紊乱的指征 尿/血渗量比明显增高：肾小管重吸收水的能力越强

项目	参考区间	简要临床意义
酸负荷试验（氯化铵负荷试验）	尿液 pH<5.5	每次尿液pH均在5.5以上，高度提示远端肾小管酸中毒
碱负荷试验（碳酸氢盐负荷试验）	尿液 排泄分数≤1%，几乎接近"0"	HCO_3^-的排泄分数=[（尿HCO_3^-/血HCO_3^-）]/（尿肌酐/血肌酐）]×100% Ⅱ型肾小管酸中毒>15%；Ⅰ型肾小管酸中毒<5%
尿溶菌酶（LYS）	尿液 比浊法：成人0～2mg/L	增高：肾小管间质性疾病如多发性骨髓瘤，恶性高血压肾损伤，肾盂肾炎，胱氨酸尿，范可尼综合征，重金属（汞、镉）、抗生素中毒所致的肾小管坏死等。肾小球疾病或肾功能衰竭伴有肾小管病变常升高，肾移植早期排斥反应时增高，但较临床症状及尿GGT改变晚1~3d

项目	参考区间	简要临床意义
尿钾（K^+）	间接离子选择电极法 25～125mmol/24h	增高：饥饿初期、库欣氏综合征、原发性或继发性醛固酮增多症、肾性高血压、糖尿病酮症、原发性肾脏疾病，以及摄入促肾上腺皮质激素、两性霉素B、庆大霉素、青霉素、利尿剂等药物 降低：艾迪生病、严重肾小球肾炎、肾盂肾炎、肾硬化、急性或慢性肾功能衰竭，以及摄入麻醉剂、肾上腺素、丙氨酸、阿米洛利等药物
尿钠（Na^+）	间接离子选择电极法： 130～260mmol/24h	增高：见于肾功能衰竭、严重的肾小管损害、肾盂肾炎、肾病综合征、肾上腺皮质功能不全、服用利尿剂等 降低：见于肾上腺皮质功能亢进，如库软氏综合征、原发性醛固酮增多症、慢性肾功能衰竭晚期少尿或无尿

（续上表）

项目	参考区间	简要临床意义
尿滤过钠排泄分数（FeNa）	测量尿钠、尿肌酐；血清钠、血清肌酐成人FeNa为1%	<1%：肾前性少尿时肾小球滤过钠减少，而肾小管重吸收功能正常 >1%：单纯性肾小管受损引起的肾性少尿，肾小球滤过功能正常，肾小管重吸收受阻
尿氯化物（Cl^-）	间接离子选择电极法：170～250 mmol/24h	增多：服用某些药物，如双氢克尿塞、速尿、利尿酸钠等利尿药物 减少：肾上腺皮质功能减退、慢性肾炎

四、肾脏疾病相关的其他检验

项目	参考区间	简要临床意义
尿免疫球蛋白轻链（κ-轻链，λ-轻链）		（见肿瘤标志物的实验室检验）
尿蛋白电泳	醋酸纤维膜法或SDS-PAGE法：阴性	尿白蛋白或球蛋白增多，提示肾小球损伤，特别是球蛋白增加说明损伤较重，大分子或中分子蛋白尿，反映肾小球损伤；小分子蛋白尿，反映肾小管功能障碍

（续上表）

项目	参考区间			简要临床意义
尿三杯试验	第一杯	第二杯	第三杯	感染部位的初步判断
	有弥散脓液	清晰	清晰	急性尿道炎，且多在前尿道
	有脓丝	清晰	清晰	亚急性或慢性尿道炎
	有弥散脓液	有弥散脓液	有弥散脓液	尿道以上部位的泌尿系感染
	清晰	清晰	有弥散脓液	前列腺炎，精囊炎

五、肾肿瘤的检验

肾脏肿瘤约占恶性肿瘤的1%，绝大多数为恶性。良性肿瘤可来自肾脏的各种组织，如纤维瘤、血管瘤、脂肪瘤、平滑肌瘤、混合性错构瘤等，但不及全部肾肿瘤的5%。近年来发展起来的肿瘤标记物检验，其缺少特异性。血、尿中的癌胚抗原、CA15-3、β_2-MG（见肿瘤标志物的检验）和尿中细胞学检验找癌细胞（见尿液一般检验）可有助于诊断。

六、感染性肾脏疾病的检验

见"感染性疾病相关的实验室检验"。

七、肾病相关自身抗体检验

见"自身免疫性疾病的实验室检验"。

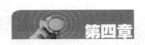

第四章 心、脑血管疾病相关的实验室检验

一、心、脑血管疾病风险因素的检验

项目	参考区间	简要临床意义
总胆固醇（TC）	血清 胆固醇氧化酶法： 理想：3.38～5.20mmol/L 边缘升高：5.2～6.2mmol/L 升高≥6.2mmol/L	增高：动脉粥样硬化、高血压、糖尿病、胆管梗阻、肾病综合征、慢性肾小球肾炎、淀粉样变性、甲状腺功能减退、传染性肝炎、门静脉性肝硬化、某些慢性胰腺炎、自发性高胆固醇血症、家族性高 α - 脂蛋白血症、老年性白内障及牛皮癣等 降低：严重贫血、急性感染、甲状腺功能亢进、脂肪痢、肺结核、先天性血清脂蛋白缺乏及营养不良等

项目	参考区间	简要临床意义
甘油三酯 （TG）	血清 酶法（GPO-PAP）： 0.55～1.70mmol/L	增高：高脂血症、动脉粥样硬化、冠心病、糖尿病、肾病综合征、胆管梗阻、甲状腺功能减退、急性胰腺炎、糖原累积症、遗传性甘油三酯增多症、高脂饮食后、妊娠及口服避孕药等 降低：甲状腺功能亢进、肝功能严重衰竭
高密度脂蛋白胆固醇 （HDL-C）	血清 直接一步法：>1.15 mmol/L	降低：冠心病、动脉粥样硬化等
低密度脂蛋白胆固醇 （LDL-C）	血清 直接一步法： 0～3.37mmol/L	增高：高脂血症、动脉粥样硬化，遗传因素等 LDL-C又被称为致动脉硬化脂蛋白

项目	参考区间	简要临床意义
载脂蛋白A-I（ApoA-I）	血清 免疫透射比浊法： 1.00 ~ 1.80g/L	增高：肝脏疾病，怀孕以及服用雌性激素（如口服避孕药物）等 降低：心脑血管疾病、肾病综合征、活动性肝炎、糖尿病、遗传性低-α-脂蛋白血症、动脉硬化、胆汁淤积、脓毒血症等
载脂蛋白B（ApoB）	血清 免疫透射比浊法： 0.6 ~ 1.33g/L	增高：心脑血管疾病、肾病综合征、冠心病、胆汁淤积、怀孕、糖尿病等 降低：肝实质性病变、脂蛋白血症、服用雌激素等
脂蛋白（a）[Lp（a）]	血清 免疫比浊法：<300mg/L	增高：动脉粥样硬化性心脑血管病、急性心肌梗死、家族性高胆固醇血症、糖尿病、外科手术、急性创伤、急性炎症、肾病综合征、尿毒症、除肝癌以外的其他恶性肿瘤等
同型半胱氨酸（Hcy）	血清 循环酶法：0 ~ 15μmol/L	增高：冠心病的独立危险因子。动脉粥样硬化、高血压、糖尿病、心肌梗死、脂代谢紊乱、代谢综合征等

项目	参考区间	简要临床意义
超敏C反应蛋白（hs-CRP）	免疫散射比浊法：0~3.6mg/L	①是未来冠状动脉事件的预测指标；②急性冠状动脉综合征的预后指标；③随着CRP测量方法的改进，两者测量结果无明显差异

二、急性心肌损伤的检验

项目	参考区间	简要临床意义
心肌肌钙蛋白I（cTnI）或肌钙蛋白T（cTnT）	血清化学发光法：0~0.15μg/L	增高：心肌损伤、心脏移植后的排斥反应。目前一致公认心肌肌钙蛋白灵敏度高、特异性强、发病后出现较早，急性心肌梗死发病后3~6hcTnI开始升高，14~36h达峰值，并可持续4~10d，是诊断心肌损伤较好的确定标志物
肌红蛋白（MYO）	血清化学发光法：0~110μg/L	增高：心肌梗死、急性肌损伤、急性或慢性肾衰竭、严重的充血性心力衰竭、长时间休克、各种原因引起的肌病患者、肌肉注射、剧烈的锻炼、各种毒素和药物摄入后，全身任何部位的肌肉损伤

（续上表）

项目	参考区间	简要临床意义
肌红蛋白（MYO）	血清 化学发光法：$0\sim110\mu g/L$	是目前较好的早期标志物，在胸痛发作2~12h内，肌红蛋白阴性可排除急性心肌梗死诊断，可结合肌钙蛋白（cTn）、心电图和临床进行诊断
肌酸激酶（CK）	血清 速率法：$26\sim174U/L$	增高：急性心肌梗死、肌肉感染性疾病（如心肌炎、皮肌炎等）、脑血管意外、脑膜炎、甲状腺功能低下、剧烈运动、各种插管及手术、肌肉注射冬眠灵和抗生素等
肌酸激酶同工酶（CK-MB）	血清 免疫抑制法：$0\sim24U/L$ 质量浓度<$5\sim8\mu g/L$	增高：急性心肌梗死胸痛发作后，血清中CK-MB上升，先于总活力升高，24h达峰值，至48h消失。若下降后的CK-MB再度上升，提示有心肌梗死复发可能

项目	参考区间	简要临床意义
乳酸脱氢酶 （LDH）	血清 速率法：109～245U/L	增高：心肌梗死、肝炎、肺梗死、某些恶性肿瘤、白血病、休克、运动后、肾病综合征、胆管炎等
α-羟丁酸脱氢酶 （α-HBD）	血清 速率法：72～182U/L	增高：心肌梗死、活动性风湿性心肌炎、急性病毒性心肌炎、溶血性贫血等
心脏脂肪酸结合蛋白 （H-FABP）	血清 ELISA快速定量：<5μg/L	增高：与肌红蛋白在心肌梗死发生后2～4h同时增高，几小时后达到峰值，24h恢复到参考范围。肌红蛋白/ H-FABP比值<10提示可能为心肌梗死或心肌损伤
天门冬氨酸氨基转移酶（AST）：见"肝脏疾病的实验室检验"		

三、心力衰竭的检验

项目	参考区间	简要临床意义
B钠尿肽又称脑钠肽（BNP）	血清 化学发光法： 1～45岁：男<29.4 pg/mL； 女：<35.9 pg/mL； 46～54岁：男<32.8 pg/mL； 女：<56.7 pg/mL； 55～64岁：男<38.8 pg/mL； 女：<75.5 pg/mL； 65～74岁：男<67.6 pg/mL； 女：<72.9 pg/mL； >45岁：男<121 pg/mL； 女：<167 pg/mL	增高：主要见于心力衰竭、左心室超负荷如动脉高压或肥大性梗阻性心肌病、心源性哮喘等
B型氨基端钠尿肽（NT-proBNP）	血清 电化学发光法：0～300 pg/mL	增高：同"BNP"由于NT-proBNP清除的唯一途径是肾小球滤过，有肾功能异常和血透的CHE病人检测NT-proBNP临床价值有限

临床检验 掌中宝

四、高血压相关的检验

项目	参考区间	简要临床意义
4℃/37℃血管紧张素I（Ang I）	放免法（ng/mL）	参见肾素活性（PRA）
肾素活性（PRA）	计算法［ng/mL·h］ 普食卧位：0.50~1.90 普食立位：1.90~6.00	肾素活性是血浆中血管紧张素A I的产生速率 肾素活性（PRA）=（血管紧张素I 37℃－血管紧张素I 4℃）×2 活性增高：原发性肾素性高血压、继发性醛固酮增多症；肾脏球旁细胞肿瘤；产生肾素的异位肿瘤；单侧肾动脉狭窄；Bartser氏综合征；药物因素：如服速尿，避孕药等 活性降低：原发性醛固酮增多症、先天性肾上腺增生症、或者药物因素影响（如β-受体阻断剂、甲基多巴、可乐宁和利血平等）

项目	参考区间	简要临床意义
醛固酮（ALD）	放免法（RIA）（pg/mL） 卧位：29.40～161.50 立位：38.10～313.30	生理情况下：低盐饮食、大量钠离子丢失、钾摄入过多可致醛固酮分泌增加；妇女月经的黄体期，妊娠后期可见醛固酮增高；体位改变，立位时升高，卧位时降低，故测定醛固酮时要固定采血方式 增高：原发性醛固酮增多症，如肾上腺醛固酮瘤，双侧肾上腺皮质增生，分泌醛固酮的异位肿瘤等患者。继发性醛固酮增多症，见于充血性心力衰竭、肾病综合征、腹水性肝硬化、Bartter综合征、肾血管性高血压、肾素瘤和利尿剂使用等。长期口服避孕药，雌激素类药物，可促进醛固酮分泌 降低：肾上腺皮质功能减退，如阿狄森病；服用某些药物，如心得安、甲基多巴、利血平、可乐宁、甘草和肝素等以及过多输入盐水等情况可抑制醛固酮分泌；选择性醛固酮减少症、先天性原发性醛固酮减少症

五、血液流变学检验

项目	参考区间	简要临床意义
全血黏度测定	肝素抗凝血 锥板旋转黏度仪 （mPa·s）： 低切变率（10/s）： 男：6.80～9.58 女：6.50～9.25 中切变率（60/s）： 男：4.51～5.57 女：4.35～5.45 高切变率（150/s）： 男：3.73～4.60 女：3.65～4.40	增高：心脑血管疾病、原发性高血压、肺源性心脏病、糖尿病、血液病（红细胞增多症、遗传性球形红细胞增多症等）、恶性肿瘤、妊娠高血压综合征、牛皮癣、风湿及类风湿性疾病、肾小球肾炎等 减低：各种原因所致的贫血和低蛋白血症
血浆黏度测定	肝素抗凝血 1.05～1.51（mPa·s）	增高：糖尿病、心肌梗死、冠心病、恶性肿瘤、妊娠高血压综合征、牛皮癣、风湿及类风湿性疾病等

项目	参考区间	简要临床意义
红细胞沉降率测定（ESR）：见"骨、关节代谢紊乱的实验室检验"		
血沉方程K 值计算	106mmol/L柠檬酸钠抗凝血 0～93	是一个不依赖红细胞比积的由红细胞沉降率转换的参数，增高时可以直接地反映红细胞的聚集性增强
红细胞比积测定（Hct）	106mmol/L柠檬酸钠抗凝血 男：0.43～0.48 女：0.36～0.44	在血液流变学中，很多参数如全血黏度、血沉、血液的黏弹性等均与比积有关，全血还原黏度的计算需要用到Hct
红细胞电泳指数	肝素抗凝血 4.19～5.87	降低：缺血性中风、出血性中风、冠心病、心肌梗死、系统性红斑狼疮等
红细胞聚集指数	肝素抗凝血 1.95～2.99	增高：血液病、急性心肌梗死、高血压、冠心病、肺源性心脏病、糖尿病、恶性肿瘤
红细胞变形指数	肝素抗凝血 0.65～0.96	降低：溶血性贫血、心肌梗死、脑血栓、高血压、动脉硬化等

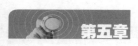
一、甲状腺相关功能检验

项目	参考区间	简要临床意义
三碘甲状腺原氨酸（T_3）	血清 化学发光法：0.92～2.79 nmol/L	增高：甲状腺状功能亢进（包括弥漫性毒性甲状腺肿、毒性结节性甲状腺肿）显著升高且早于T_4；T_4型甲状腺功能亢进（功能亢进性甲状腺腺瘤、地方性甲状腺肿、T_4毒血症）、亚急性甲状腺炎、甲状腺制剂治疗过量、甲状腺结合球蛋白结合力增高症时明显升高 降低：下降不如T_4明显；黏液性水肿、呆小症、慢性甲状腺炎、甲状腺结合球蛋白结合力下降、非甲状腺疾病的低T_3综合征等明显降低 妊娠时升高，应用皮质激素、含碘药物时下降

项目	参考区间	简要临床意义
游离三碘甲状腺原氨酸（FT$_3$）	血清 化学发光法： 3.5 ~ 6.5 pmol/L	增高：甲状腺功能亢进包括甲状腺功能亢进危象时明显升高；缺碘也会引起代偿性升高。T$_3$型甲状腺功能亢进、弥漫性毒性甲状腺肿（Graves病）、初期慢性淋巴细胞性甲状腺炎（桥本甲状腺炎）等明显升高 降低：甲状腺功能减退、低T$_3$综合征、黏液性水肿、晚期桥本甲状腺炎等明显降低；应用糖皮质激素、苯妥英钠、多巴胺等药物治疗时可出现下降
甲状腺素（T$_4$）	血清 化学发光法： 58.1 ~ 140.6nmol/L	增高：甲状腺功能亢进、T$_4$毒血症、大量服用甲状腺素、慢性甲状腺炎急性恶化期、甲状腺结合球蛋白结合力增高症时显著升高 降低：原发或继发性甲状腺功能减退（如黏液性水肿、呆小症以及服用抗甲状腺药物、甲状腺结合球蛋白结合力降低、肾病综合征、重症肝病患者以及服用苯妥英钠、柳酸制剂等）显著降低

项目	参考区间	简要临床意义
游离甲状腺素（FT₄）	血清 化学发光法：11.5～22.7 pmol/L	增高：甲状腺功能亢进包括甲状腺功能亢进危象、多结节性甲状腺肿、弥漫性毒性甲状腺肿、初期桥本甲状腺炎等明显升高；部分无痛性甲状腺炎、重症感染发热、危重患者、应用某些药物（如肝素、乙胺碘呋酮等）会升高 降低：甲状腺功能减退、黏液性水肿、晚期桥本甲状腺炎、应用抗甲状腺药物等较 FT₃ 降低更为明显；服用糖皮质激素、苯妥英钠以及部分肾病综合征患者可出现下降
促甲状腺素（TSH）	血清 化学发光法：0.35～5.5 mIU/L	增高：TSH是原发性甲状腺功能减退最灵敏的指标，在这类患者可见升高。轻度慢性淋巴细胞性甲状腺炎、甲状腺功能亢进接受¹³¹I治疗后和某些严重缺碘或地方性甲状腺肿流行地区居民可见升高。异位或异源促甲状腺激素综合征、极个别垂体肿瘤患者可见增高

项目	参考区间	简要临床意义
促甲状腺素（TSH）	血清 化学发光法：0.35～5.5 mIU/L	降低：继发性甲状腺功能减退、甲状腺功能亢进患者TSH正常或降低、原发性甲状腺功能减退患者用甲状腺制剂替代治疗期间，可测定TSH作为调节药量的参考
反T$_3$（rT$_3$）	血清 化学发光法：0.46～1.38 nmol/L	1. rT$_3$是诊断甲状腺功能亢进最灵敏的指标，灵敏度较T$_3$、T$_4$高。甲状腺功能亢进时血清rT$_3$浓度增高，甲腺功能减退时rT$_3$浓度降低、轻型及亚临床型甲低的诊断rT$_3$优于T$_3$及T$_4$，但不如TSH（促甲状腺素）灵敏 2. rT$_3$结合T$_3$、T$_4$测定可判定疗效。甲腺功能亢进治疗中若T$_4$、rT$_3$均低于正常，表明用药过量；甲腺功能减退甲状腺激素替代治疗时，若rT$_3$、T$_3$正常反映用量适当，若rT$_3$、T$_3$明显升高，T$_4$正常或偏高，则提示用量过大

项目	参考区间	简要临床意义
反T₃ （rT₃）	血清 化学发光法：0.46～1.38 nmol/L	3. 鉴别原发性甲状腺功能减退和低T$_3$综合征：原发性甲状腺功能减退时，T$_3$和rT$_3$同时降低，而许多非甲状腺疾病如慢性肝炎、肝硬变、肾功能不全、糖尿病等临床上发生低T$_3$综合征时，血清rT$_3$水平明显升高，病情好转时可恢复至正常
甲状旁腺激素 （PTH）	血清 化学发光法：11.1～79.5 pg/mL	增高：常见于原发性甲状旁腺功能亢进和由于肾功能衰竭、慢性肾功能不全、维生素缺乏、长期磷酸盐缺乏和低磷血症等引起的继发性甲状旁腺功能亢进。骨质疏松、糖尿病、单纯性甲状腺肿、甲状旁腺癌等也可有PTH的升高 降低：见于甲状旁腺功能减退、甲状腺功能减退、暴发性流脑、高钙血症及类风湿性关节炎患者

项目	参考区间	简要临床意义
抗甲状腺微粒体抗体（A-TM）/抗甲状腺过氧化物酶抗体（A-TPO）	血清 化学发光法：0~60 U/mL	A-TPO 抗体主要以IgG类为主，该抗体主要见于自身免疫性甲状腺病，如桥本甲状腺炎（85%~100%）、Graves 病（65%）、原发性黏液性水肿患者;也见于其他器官特异性自身免疫病，如I型糖尿病（14%）、Addison's 病（31%）、恶性贫血（55%）及产后甲状腺炎（15%）等。目前认为，A-TM（A-TPO）为人类自身免疫性甲状腺炎较理想的标志抗体，阳性结果可支持自身免疫性甲状腺疾病的诊断
抗甲状腺球蛋白抗体（A-TG）	血清 化学发光法：0~60 U/mL	增高：①自身免疫性甲状腺病：桥本氏甲状腺炎，阳性率36%~100%；原发性黏液性水肿，阳性率 72%；Graves 病，阳性率50%~98%。②自身免疫性内分泌病：糖尿病，阳性率20%；Addison's病，阳性率28%；恶性贫血，阳性率27%。③其他：甲状腺癌，

项目	参考区间	简要临床意义
抗甲状腺球蛋白抗体（A-TG）	血清 化学发光法：0～60 U/mL	阳性率13%～65%；非毒性甲状腺肿，阳性率8%。系统性红斑狼疮等结缔组织病患者的检出率20%～30% A-TG 与 A-TPO 抗体联检，自身免疫性甲状腺疾病的检出率（≥1种阳性）可提高至≥98%

二、性腺相关功能检验

项目	参考区间	简要临床意义
卵泡刺激激素（FSH）	血清 化学发光法： 男性：3.5～4.5 IU/L 女性： 卵泡期：3.9～6.7 IU/L 排卵期：3.8～7.6 IU/L 黄体期：1.5～3.8 IU/L 绝经期：40～125 IU/L	增高：垂体促性腺激素细胞腺瘤、卵巢功能早衰、卵巢不敏感综合征、原发性闭经、原发性睾丸衰竭、性腺发育不全、真性卵巢发育不全、精管发育不全（即klinefelter综合征）、完全性（真性）性早熟症儿童等。升高还可见于饥饿、肾衰竭、甲状腺功能亢进和肝硬化等

项目	参考区间	简要临床意义
卵泡刺激素（FSH）	血清 化学发光法： 男性：3.5～4.5 IU/L 女性： 卵泡期：3.9～6.7 IU/L 排卵期：3.8～7.6 IU/L 黄体期：1.5～3.8 IU/L 绝经期：40～125 IU/L	降低：一般因下丘脑-垂体病变而引起，包括垂体性闭经、下丘脑性闭经、雌孕激素治疗期间、席汉氏综合征、不完全性（假性）性早熟症儿童和睾丸肿瘤等
促黄体生成素（LH）	血清 化学发光法： 男性：1.50～9.30 IU/L 女性： 卵泡期：1.90～12.50 IU/L 排卵期：8.70～76.30 IU/L 黄体期：0.50～16.90 IU/L 绝经期：15.90～54.00 IU/L	增高：见于性腺功能减退，原发性睾丸衰竭和精细管发育不全，肾功能衰竭，肝硬化，甲状腺功能亢进及严重饥饿等。LH、FSH同时增高说明卵巢功能已经衰竭。LH/FSH≥3则是诊断多囊卵巢综合征的依据之一 降低：垂体前叶激素分泌不足可引起LH水平降低，男女低LH水平均可导致不育症，低LH值可提示垂体或下丘脑的某些功能障碍。低于5mIU/mL提示促性腺激素功能不足，见于席汉氏综合征

项目	参考区间	简要临床意义
泌乳素 （PRL）	血清 化学发光法： 男性：40~370 mIU/L 女性： 卵泡期：60~610 mIU/L 排卵期：60~610 mIU/L 黄体期：60~610 mIU/L 绝经期：60~430 mIU/L	增高：下丘脑病变如颅咽管瘤、异位松果体瘤与转移性肿瘤、垂体泌乳素瘤、垂体生长激素瘤如库欣氏综合征、空蝶鞍等、原发性甲状腺功能减退、肾上腺功能减退、肝、肾疾病、药物如口服避孕药、甲氧咪呱等，多囊卵巢综合征、原发性性功能减退、男性乳房发育征。PRL升高的女性常伴有闭经泌乳、性功能下降、月经不调等症状。患PRL瘤的男性中，91%性功能低下 降低：垂体前叶功能减退如席汉氏综合征、垂体嫌色细胞瘤等PRL的分泌减少，并常伴有其他垂体激素减少。部分药物如溴隐亭、降钙素、左旋多巴、去甲肾上腺素等间接或直接抑制PRL的分泌与释放，使血中PRL浓度下降

项目	参考区间	简要临床意义
雌二醇（E_2）	血清 化学发光法： 男性：43～151 pmol/L 女性： 卵泡期：60～905 pmol/L 排卵期：130～2 095 pmol/L 黄体期：82～940 pmol/L 绝经期：0～163 pmol/L	增高：肾上腺皮质增生或肿瘤、卵巢肿瘤、原发性或继发性性早熟、无排卵功能性子宫出血、男性女性化、多胎妊娠、肝硬化、系统性红斑狼疮和冠心病、肥胖男子、吸烟等 降低：下丘脑病变、垂体前叶功能减退、原发性或继发性卵巢功能不足（如垂体卵巢性不孕或闭经、卵巢囊肿等）、绝经期、皮质醇增多症、葡萄胎、无脑儿、妊娠期吸烟妇女、重症妊娠高血压综合征，若血中E_2水平特别低，则提示有胎儿宫内死亡的可能
孕酮（PRGE）	血清 化学发光法： 男性：0.9～3.9 nmol/L	增高：葡萄胎、轻度妊娠高血压综合征、糖尿病孕妇、肾上腺癌、库兴综合征、多发性排卵、多胎妊娠、原发性高血压、先天性17α－羟化酶缺乏症、先天性肾上腺皮质增生、卵巢颗粒层膜细胞瘤、卵巢脂肪样瘤等患者

项目	参考区间	简要临床意义
孕酮（PRGE）	女性： 卵泡期：0.5~4.5 nmol/L 排卵期：10.6~81.3 nmol/L 黄体期：14.1~89.1 nmol/L 绝经期：0.2~2.3 nmol/L	降低：排卵障碍、卵巢功能减退征、无排卵性月经、闭经、全垂体功能减退征、Addison病、先兆流产、黄体功能不全、胎儿发育迟缓、死胎、严重的妊娠高血压综合征等患者血中孕酮降低
睾酮（TSTO）	血清 化学发光法： 男性：8.4~28.7 nmol/L 女性：0.5~2.6 nmol/L	增高：睾丸良性间质细胞瘤、先天性肾上腺皮质增生、女性皮质醇增多症、女性男性化肿瘤、女性特发性多毛、多囊卵巢综合征、睾丸女性化综合征、中晚期孕妇、肥胖者 降低：垂体病变，手术、感染、病理损伤等因素造成睾丸功能低下者、男性性功能低下、原发性睾丸发育不全性幼稚、阳痿、甲状腺功能减退、高泌乳素血症、部分男性乳腺发育、肝硬化、慢性肾功能不全等

三、肾上腺相关功能检验

项目	参考区间	简要临床意义
促肾上腺皮质激素（ACTH）	血清 放射免疫法 上午8时：2.2～17.6pmol／L 下午6时：1.1～8.8pmol／L	ACTH和皮质醇同时增高：下丘脑-垂体功能紊乱、垂体-肾上腺外癌肿（异源性ACTH分泌综合征）、严重应激反应后（如烧伤、手术、低血糖等）以及药物因素的影响 ACTH升高但皮质醇浓度下降：原发性慢性肾上腺皮质功能减退症、肾上腺双侧全切除或次全切除后的Nelson综合征、先天性肾上腺皮质增生症 降低：降低见于腺垂体前叶功能减退症、垂体前叶缺血性坏死、垂体瘤、颅脑外伤、感染、放射性损伤、外源性皮质醇增多症、肾上腺皮质肿瘤等

项目	参考区间	简要临床意义
皮质醇 （COR）	血清 电化学发光法 上午7～10时： 71.0～536.0nmol/L 下午16～20时： 64.0～340.0nmol/L	生理特性：COR的分泌于早晨8点含量最高，以后逐渐降低，夜间12点至次日2点最低。24h尿游离COR的排泄量和血液COR联合测定其诊断价值更大 增高：常见于库欣氏综合征、双侧肾上腺皮质增生或肿瘤（多为恶性肿瘤）、肾上腺肿瘤（异位促肾上腺皮质激素综合征）等，以上疾病时COR增高且失去昼夜变化规律。单纯性肥胖应激情况，如手术、创伤、心肌梗死等，但应激消失后很快即可降至正常。与皮质醇结合的蛋白质增多，妊娠或用雌激素治疗等也可增高 降低：常见于Addison病、Simmonds-sheehan综合征等，血浆皮质醇降低，但分泌节律基本正常；某些药物影响，如苯妥英钠、水杨酸等

项目	参考区间	简要临床意义
生长激素（GH）	血清 酶联免疫测定法 男性：0.09～3.83 ng/mL 女性：0.10～7.00 ng/mL	增高：GH升高常见于垂体生长激素瘤（肢端肥大症及巨人症）、异位生长激素分泌综合征、生长激素不敏感性侏儒症、营养不良、肾功能衰竭、长期禁食、应激状态、低血糖剧烈活动等 降低：垂体性侏儒症，全垂体功能减退症，肾上腺皮质功能亢进症等
尿17-酮皮质类固醇（17-KS）	尿液 Zimmerman法 男：8.2～17.8mg/24h 女：6.0～15 mg/24h	增高：见于睾丸肿瘤患者（间质细胞瘤）、肾上腺增生、肾上腺癌、库欣氏综合征以及多毛症的某些妇女。给予ACTH、促性腺激素及甲吡丙酮也可出现升高 降低：见于男性原发性性腺功能减退（克莱恩、费尔特氏综合征、细精管发育不全、睾丸摘除）、继发性性腺功能减退（全垂体功能减退）以及妇女垂体性肾上腺功能减退（Addison's病）。某些慢性病如结核、肝病和糖尿病等。给予皮质类固醇、雌激素、口服避孕药、吗啡、苯妥英钠、吡嗪酰胺和地塞米松后发现其水平也下降

项目	参考区间	简要临床意义
尿17-羟皮质类固醇（17-OHCS）	尿液Porter-silber法 男性：7.7~12.5 mg/24h 女性：6.9~10.2 mg/24h	增高：肾上腺皮质功能亢进，如库欣氏综合征、肾上腺皮质瘤及双侧增生、肥胖症和甲状腺功能亢进等。尤以肾上腺皮质肿瘤增生最为显著 降低：肾上腺皮质功能不全，如阿狄森病。某些慢性病，如肝病、结核病等。当注射ACTH后，正常人和皮质腺癌、双侧增生患者，尿液中17-OHCS可显著增高；而肾上腺皮质功能减退症和肾上腺癌患者，则变化不明显
尿香草扁桃酸（VMA）	尿液 分光光度法 2~7 mg/24h或1.5~7.0μg/mg肌酐	增多：主要见于嗜铬细胞瘤患者，但在非发作期间亦可正常或仅略高于正常。神经母细胞瘤和交感神经节细胞瘤患者，尿液VMA排泄亦增高。非常严重的疾病如呼吸功能不全、休克或恶性肿瘤也引起VMA排泄增加。应当注意：一些药物如L-多巴会使VMA的排泄增加 降低：见于家族性自主神经功能障碍。这种障碍被认为是儿茶酚胺代谢异常所致

四、糖代谢紊乱相关的检验

项目	参考区间	简要临床意义
血糖（Glu）	血清 葡萄糖氧化酶法、己糖激酶法：3.9～6.1mmol/L	生理性增高：饭后1～2h、精神紧张、注射葡萄糖及肾上腺素后等 病理性增高：糖尿病。其他内分泌系统的疾病（如甲状腺功能亢进、垂体前叶嗜酸性细胞腺瘤、肾上腺皮质功能亢进、嗜铬细胞瘤、垂体前叶嗜碱性细胞功能亢进症）、脱水（如呕吐、腹泻、高热）等 生理性降低：妊娠期、哺乳期、饥饿及长期剧烈体力劳动后 病理性降低：过量的胰岛素治疗，胰岛细胞增生或肿瘤，严重肝病及对抗胰岛素的激素分泌不足等

项目	参考区间	简要临床意义
葡萄糖耐量试验（OGTT）	血清 葡萄糖氧化酶法： 空腹：≤6.1 mmol/L 服糖后2h：<7.8 mmol/L	糖尿病：空腹升高，服糖后更高，持续时间长；空腹：≥7.0 mmol/L，服糖后2h：≥11.0 mmol/L 糖耐量减退：空腹：<7.0 mmol/L，服糖后2h：≥7.8~11.1 mmol/L 空腹血糖损害：空腹：6.1~7.0 mmol/L，服糖后2h：<7.8 mmol/L 平坦型糖耐量：特点是糖负荷后血糖不以正常形式升高，其不同时间血糖值均低于正常。见于小肠吸收不良，垂体功能或肾上腺分泌低下。亦可见于病人姿势不正确而使胃排空延迟所致 储存延迟型糖耐量：特点为糖负荷后血糖水平急剧升高，峰值出现早且超过10mmol/L，而2h血糖又低于正常型血糖水平。见于胃切除手术或严重肝病患者等

（续上表）

项目	参考区间	简要临床意义
胰岛素 （INS）	血清 化学发光法： 20.9～195.0pmol/L	增高：常见于非胰岛素依赖型糖尿病、胰岛B细胞瘤、胰岛素自身免疫综合征、脑垂体功能减退症、甲状腺功能减退症、肥胖症、高血压、冠心病、高血脂；另外，怀孕妇女、应激状态病人水平也增高 降低：胰岛素依赖型糖尿病、肝硬化、肝炎、胰腺炎、服用噻嗪类药、B细胞功能遗传性缺乏病
C肽 （C-P）	血清 化学发光法： 0.25～1.16nmol/L	1. 协助糖尿病患者1型和2型糖尿病的鉴别诊断：空腹血C-P低于正常或不能测得，C-P释放试验量低平曲线或不能测得，无高峰，为1型糖尿病。空腹血C-P正常或偏低，C-P释放试验，高峰较正常低或高峰延迟，为2型糖尿病

项目	参考区间	简要临床意义
C肽 （C-P）	血清 化学发光法： 0.25～1.16nmoL/L	2. 低血糖：如C-P高，可以认为是胰岛素分泌过多所致；如C-P低于正常，则为其他原因所致 3. 可用于2型糖尿病患者的早期诊断：由于胰岛素抵抗，胰高血糖素分泌比较高，为了应对A细胞分泌的过多胰高血糖素，此时的B细胞往往分泌更多的胰岛素，C-P总量高于正常值，如C-P高于正常且伴随有胰高血糖素高，可以认为是糖尿病的早期，有效治疗可避免进入糖尿病的血糖异常期 4. 胰岛移植：接受胰岛移植的病人，一般需应用胰岛素治疗，了解胰岛移植是否存活，除监测血糖外，可以测定C-P以了解移植后胰岛B细胞的分泌功能，对于治疗有积极作用 5. 指导胰岛素治疗：若C-P水平较低，提示胰岛B细胞受损明显，应额外补给外源性胰岛素，需选用胰岛素治疗

（续上表）

项目	参考区间	简要临床意义
胰岛素释放试验	同葡萄糖耐量试验一起测量糖负荷1h，胰岛素达最高峰，为空腹的5～10倍；2h后开始下降，3h达到空腹水平	1. 胰岛素分泌不足型：试验曲线呈低水平状态，表示胰岛功能衰竭或遭到严重破坏，说明胰岛素分泌绝对不足，见于胰岛素依赖型糖尿病，需终身胰岛素治疗 2. 胰岛素分泌增多型：患者空腹胰岛素水平正常或高于正常，刺激后曲线上升迟缓，高峰在2h或3h，多数在2h达到高峰，其峰值明显高于正常值，提示胰岛素分泌相对不足，多见于非胰岛素依赖型肥胖者。该型患者经严格控制饮食、增加运动、减轻体重或服用降血糖药物，常可获得良好控制 3. 胰岛素释放障碍型：空腹胰岛素水平略低于正常或稍高，刺激后呈迟缓反应，峰值低于正常。多见于成年起病，体型消瘦或正常的糖尿病患者。该型患者应用磺脲类药物治疗有效

1临床检验掌中宝

（续上表）

项目	参考区间	简要临床意义
乳酸 （LAC）	血清或血浆 酶法、干化学终点比色法： $0.7 \sim 2.1$mmol/L	增高：①过度肌肉运动，休克，败血症，肠梗阻，心肌梗死，心功能不全，急性肝功能衰竭，糖尿病，用苯乙福明降血糖，恶性肿瘤，糖原储积病，摄入乙醇、甲醇或水杨酸以及代谢性酸中毒等引起的组织缺氧。②开放性手术后、动脉分流术、胸痛患者的分类救治、分娩和接生中胎儿窘迫、急腹症等
β-羟丁酸 （β-HB）	血清 酶促法：$0.03 \sim 0.3$mmol/L	增高：酮症酸中毒、妊娠呕吐、严重腹泻、呕吐、饥饿、禁食过久、急性乙醇中毒、急性胰腺炎、乳酸性酸中毒、肾衰竭、水杨酸盐中毒等
糖化血清蛋白（GSP）或果糖胺（FRU）	血清 硝基四氮唑蓝（NBT）终点法：$0 \sim 286\mu$mol/L	增高：糖尿病。反映糖尿病患者1~3周的血糖平均水平，其含量不受进食、运动、机体状况及血糖的影响。同一患者前后连续检测结果比较更有价值

（续上表）

项目	参考区间	简要临床意义
糖化血红蛋白（HbA1c）	全血高效液相色谱层析法（HPLC）：3.0~6.0%免疫比浊法：4.3~5.8%	增高：主要作为糖尿病患者长期血糖控制的评价指标；反映测定前1~2个月血糖的平均水平；协助判断预后糖尿病合并视网膜病的病人、妊娠糖尿病控制的重要参数；降低：溶血性贫血、镰状细胞特征、妊娠、显著血液流失或慢性血液丧失
抗胰岛细胞抗体（ICA）	间接免疫荧光（IIF）、ELISA法：阴性	阳性：见于胰岛素依赖性糖尿病；胰岛腺移植术后监测指标；血中出现ICA者易发生对移植物的排斥反应
谷氨酸脱羧酶抗体（GAD-Ab）	血清ELISA法：阴性	阳性：GAD-Ab是1型糖尿病发病初期的免疫标志性抗体，也作为1型糖尿病患者接受治疗时的疗效监测指标；1型糖尿病合并Graves病的患者GAD-Ab阳性率明显高于不伴有Graves病的1型糖尿病患者，Graves病患者GAD水平可明显升高，非糖尿病患者GAD-Ab的出现并不总是预测1型糖尿病的发生

项目	参考区间	简要临床意义
胰岛素抗体 （INS-Ab）	血清ELISA法：阴性	阳性：若出现阳性或滴度增高可作为胰岛素抵抗的客观依据。胰岛素自身免疫综合征病人血清抗体浓度明显高于正常人。胰岛素抗体还可反映I型糖尿病的自发性缓解期后的复发
胰岛素自身抗体 （IAA）	血清ELISA法：阴性	阳性：可作为自身免疫性B细胞损伤的标志，可用于早期发现和预防1型糖尿病。1型糖尿病患者中较常出现IAA阳性，ICA阳性及GAD-Ab阳性
酪氨酸磷酸酶抗体 （IA2）	血清ELISA法：阴性	阳性：常作为I型糖尿病诊断、分型和疗效观察指标

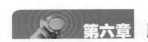

一、常见肿瘤标志物的检验

项目	参考区间	简要临床意义
甲胎蛋白（AFP）	化学发光法：<8.1 ng/mL 酶联免疫测定法：<20 ng/mL	AFP明显升高：原发性肝癌，常>300ng/mL，但也有部分肝癌患者AFP始终不升高；病毒性肝炎、肝硬化可不同程度升高，但一般<300ng/mL，随受损肝细胞恢复其含量可变正常；生殖系统肿瘤和胚胎性肿瘤如睾丸癌、畸胎瘤等；妊娠，3个月开始升高，7~8个月高峰，一般<400ng/mL，分娩后3周恢复正常。若孕妇AFP异常增高，考虑胎儿神经管缺损畸形可能
癌胚抗原（CEA）	化学发光法：<5.0 ng/mL	增高：主要见于结肠癌、直肠癌、胰腺癌、肺癌、乳腺癌、胃癌以及转移性肝癌；肠道息肉、结肠炎、肝硬化、肝炎、胰腺炎和肺部疾病等可见不同程度升高；33%的吸烟者CEA常>5.0ng/mL

项目	参考区间	简要临床意义
糖链抗原125（CA-125）	化学发光法：<35.0 IU/ mL	增高：卵巢癌，阳性率61.4%，患者手术或化疗有效者很快下降，复发时升高先于临床症状；其他非卵巢恶性肿瘤也有一定的阳性率，如乳腺癌40%、胃癌47%、胰腺癌50%、肺癌41.4%、结肠癌与直肠癌34.2%、其他妇科肿瘤43%；非恶性肿瘤，如子宫内膜异位症、盆腔炎、卵巢囊肿、胰腺炎、肝炎、肝硬化等疾病可不同程度升高；妊娠早期，CA125也可升高
糖链抗原15-3（CA15-3）	化学发光法：<25.0 IU/ mL	增高：乳腺癌，阳性率早期30%，转移性乳腺癌80%；其他恶性肿瘤如肺癌、结肠癌、胰腺癌、卵巢癌、子宫颈癌、原发性肝癌可有不同程度阳性率；肝脏、胃肠道、肺、乳腺、卵巢等非恶性肿瘤疾病，阳性率一般低于10%

临床检验 掌中宝

项目	参考区间	简要临床意义
前列腺特异性抗原（PSA）[包括游离PSA（fPSA）和复合PSA（cPSA）] [PSA=总PSA（tPSA）]	化学发光法：PSA<4.0 ng/mL fPSA<0.8 ng/mL cPSA<3.28 ng/mL fPSA/tPSA>0.25	增高：前列腺癌，但有约25%前列腺癌患者PSA水平正常；而约50%的良性前列腺疾病患者PSA水平增高。前列腺肥大、前列腺炎和泌尿生殖系统的疾病，也可见PSA水平增高，故当PSA在4.0~10.0ng/mL的灰区时，需进行fPSA和fPSA/tPSA比值测定，若tPSA、fPSA同时升高，而且fPSA/tPSA比值降低<10%时，则要考虑前列腺癌的可能，需前列腺穿刺活检 [注] 采集患者血标本之前进行直肠指检、前列腺按摩、导尿等，将会导致血清PSA升高，应注意避免

项目	参考区间	简要临床意义
糖链抗原 19-9（CA19-9）	化学发光法：<27.0 IU/mL	增高：胰腺癌、胆囊癌、胆管壶腹癌时，血清 CA19-9水平明显升高，阳性率74.9%；胃癌的阳性率为50%，结肠癌与直肠癌及肺癌的阳性率为60%，肝癌的阳性率为65%；其他恶性肿瘤如乳腺癌、卵巢癌及肺癌等也有一定的阳性率；某些消化道炎症，如急性胰腺炎、胆囊炎、胆汁淤积性胆管炎、肝炎、肝硬化等疾病，CA19-9也有不同程度的升高
神经元特异性烯醇化酶（NSE）	化学发光法：0~16.3ng/mL	增高：小细胞性肺癌，患者NSE水平明显高于肺腺癌、肺鳞癌、大细胞肺癌等非小细胞肺癌；神经母细胞瘤异常升高，而Wilms瘤则升高不明显；神经内分泌细胞肿瘤，如嗜铬细胞瘤、胰岛细胞瘤、甲状腺髓样癌、黑色素瘤、视网膜母细胞瘤等血清NSE也可增高 溶血标本可引起假阳性

项目	参考区间	简要临床意义
鳞状上皮细胞癌抗原（SCC）	化学发光法：0~1.5 ng/mL	增高：子宫颈癌、肺和头颈部鳞癌时，血清SCC升高，且随病情加重而增高。子宫颈癌阳性率较高，45%~83%；肺鳞癌阳性率39%~78%；头颈部癌34%~78%；食道癌30%~39% 肝炎、肝硬化、肺炎、肾功能衰竭、结核等疾病也可见升高 [注] 血液标本应避免汗液、唾液和其他体液污染，否则出现假阳性
糖链抗原50（CA50）	化学发光法：0~25U/mL	增高：胰腺癌、结直肠癌和胃癌等消化道肿瘤
人绒毛膜促性腺激素（HCG）	化学发光法：<10.0U/L	增高：滋养层肿瘤和生殖细胞肿瘤，如葡萄胎、绒毛膜细胞癌、精原细胞睾丸癌等，绒毛膜细胞癌HCG100%升高，可达100万mIU/mL，胚胎性肿瘤除HCG升高外，AFP也呈阳性；其他恶性肿瘤，如乳腺癌、胃肠道癌、肺癌、胰腺癌等也可见升高，但阳性率较低；良性疾病，如卵巢囊肿、子宫内膜异位症、肝硬化等HCG也可见升高

（续上表）

项目	参考区间	简要临床意义
组织多肽抗原（TPA）	酶联免疫测定法：0~1.2 ng/mL	增高：为广谱肿瘤标志物，提示恶性肿瘤如膀胱癌、前列腺癌、乳腺癌、卵巢癌和消化道肿瘤等。特别对膀胱转移细胞癌的诊断敏感性高 TPA水平与肿瘤细胞的增殖分化相关联，如肿瘤治疗有效，TPA水平降低；若TPA再次增高，提示有肿瘤复发。TPA与CEA同时检测，有利于恶性与非恶性乳腺癌的鉴别诊断 急性肝炎、胰腺炎、肺炎及妊娠后期等血清中TPA也可升高
前列腺酸性磷酸酶（PAP）	化学发光法：0~2 ng/mL	增高：前列腺癌。特别是在前列腺癌第3，4期时PAP诊断前列腺癌的特异度比PSA高，可达96%，但灵敏度低，约57%。因此，PSA和PAP应联合检测 前列腺肥大、前列腺炎和泌尿生殖系统疾病，也可见升高 [注] 某些肾脏和前列腺检查可导致血清PAP升高

项目	参考区间	简要临床意义
糖链抗原242（CA-242）	酶联免疫测定法：0～20U/mL	增高：胰腺癌、结直肠癌、胃癌等；良性肝外胆汁淤积患者CA242升高的比例低于CA19-9
β_2-微球蛋白（β_2-MG）	免疫比浊法： 尿液：0.1～0.3mg/L 血清：1.0～3.0mg/L	增高：恶性肿瘤如肝癌、肺癌、胃癌、结肠癌、直肠癌、多发性骨髓瘤、非霍奇金淋巴瘤，慢性淋巴细胞白血病等，血β_2-MG升高，尿中也升高 肾脏疾病如急慢性肾盂肾炎、先天性肾小管酸中毒、肾小管药物性损害、肾小管重金属中毒性损害等，尿中β_2-MG升高 肾移植排斥反应时，尿中β_2-MG升高 免疫性疾病如系统性红斑狼疮、干燥综合征、类风湿性关节炎、艾滋病等，血清中β_2-MG升高

项目	参考区间	简要临床意义
铁蛋白 （Fer）	化学发光法： 男性15～200μg/L 女性12～150μg/L	增高：各种恶性肿瘤如白血病、淋巴瘤、胰腺、肺和肝脏的实体肿瘤及乳腺癌复发或转移时；各种炎症感染、急性心肌梗死、反复输血等，血液铁蛋白增加；肝硬化、肝坏死及其他慢性肝病等，铁蛋白释放增加，血液铁蛋白也增高
α-L-岩藻糖苷酶 （AFU）	速率比浊法：0～40U/L	增高：原发性肝癌显著增高。AFP阴性肝癌患者中AFU可见升高，尤其是小肝癌，AFU阳性率显著高于AFP，两者联合检测可提高肝癌的检出率 其他恶性肿瘤如肺癌、结肠癌、乳腺癌、子宫颈癌等也可有部分病例升高；慢性肝炎、肝硬化患者部分病例AFU升高，病情好转后会下降；妊娠期间，AFU升高，分娩后迅速下降

（续上表）

项目	参考区间	简要临床意义
降钙素（CT）	化学发光法：<100ng/L	增高：甲状腺髓样癌，其他肿瘤如肺癌、乳腺癌、胰腺癌等也见增高；肾功能衰竭患者降钙素常升高 [注] 降钙素在血液中的半衰期短，约为10min，样本收集后应及时处理，冷冻保存
糖链抗原72-4（CA72-4）	化学发光法：0~6.9 U/mL	增高：胃癌、黏液性卵巢癌等。CA72-4对胃癌特异性明显优于CA19-9和CEA。卵巢癌时CA72-4也明显升高 结肠癌、胰腺癌和非小细胞肺癌也可见升高
细胞角蛋白19片段（CYFRA 21-1）	化学发光法：0.1~3.3 ng/mL	增高：非小细胞肺癌。其对各类非小细胞肺癌阳性检出率可达70%~85%，且水平高低与肿瘤临床分期呈正相关。与CEA联合检测可将肺腺癌的检测敏感性提高到55%。对其他肿瘤如头颈部、乳腺、宫颈、膀胱、消化道肿瘤均有一定的阳性率

项目	参考区间	简要临床意义
抗Epstein－Barr病毒［衣壳抗原（VCA）、早期抗原（EA）］抗体 IgA（VCA－IgA/EA－IgA）	间接免疫荧光法或酶联免疫测定法或免疫印迹法：阴性	阳性：EB病毒感染。感染后常终身携带IgA抗体，并建立潜伏感染状态 EB病毒感染与传染性单核细胞增多症、Burkitt淋巴瘤、鼻咽癌、霍奇金病、器官移植后B细胞淋巴瘤、艾滋病相关淋巴瘤等都密切相关
胸苷激酶－1（TK1）	增强化学发光法：0～2.0pmol/L	增高：　TK1属细胞增殖标记物。TK1浓度随着细胞增殖程度和/或肿瘤恶性程度增高而升高。也可以作为肿瘤早期筛查参考标志物，是肿瘤复发与转移风险评估的广谱标志物。

项目	参考区间	简要临床意义
恶性肿瘤特异性生长因子（TSGF）	速率比浊法：0～64U/mL	阳性：对喉癌、鼻咽癌、甲状腺癌、腮腺癌、口腔鳞癌等辅助诊断有一定意义。
免疫球蛋白轻链（κpa，λbda）	免疫比浊法： κpa：血清0.598～1.329g/L，尿液<18.5mg/L; λbda：血清0.280～0.665g/L，尿液<500mg/L.各试剂厂家不同	增高：多发性骨髓瘤、慢性淋巴细胞白血病、巨球蛋白血症、淀粉样变性、恶性肿瘤、良性轻链病、溢出性肾病等
糖链抗原549（CA549）	ELISA法：<11KU/L	是乳腺癌的标志物，它是一种酸性糖蛋白。增高可见于50%乳腺癌、卵巢癌、40%前列腺癌、33%肺癌患者。早期敏感性低，但特异性好，升高作为乳腺癌复发、转移的信号

项目	参考区间	简要临床意义
人附睾分泌蛋白4（HE4）	化学发光法：女性 <39岁　<60.5 pmol/L 40~49岁　<74.3 pmol/L 50~59岁　<76.2 pmol/L 60~69岁　<82.9 pmol/L >70岁　<104 pmol/L ROMA指数绝经前<11.4% ROMA指数绝经前<29.9%	HE4在恶性肿瘤中的高表达多见于卵巢癌、子宫内膜癌，少见于肺腺癌及间皮癌。HE4在早期（Ⅰ期）的卵巢癌中的敏感性高于CA125，两者联合使用能更好地判断盆腔肿块的良恶性。
雌激素受体（ER）	免疫组化法：阴性	ER与肿瘤的生长相关，阴性表示肿瘤经治疗后预后良好
erb-B2	免疫组化法：阴性	erb-B2的表达预示乳腺癌癌前病变、诊断及预后判断，在乳腺癌诊断中作为一个独立的指标
唾液酸（SA）	速率法：472~584 μg/mL	广泛分布体内细胞膜上，肿瘤发生时SA大量表达。对消化道肿瘤诊断与预后判断有重要意义。常作为广谱肿瘤标志物

第六章　肿瘤标志物的实验室检验

（续上表）

项目	参考区间	简要临床意义
增殖细胞核抗原Ki-67	免疫组化法：阴性	Ki-67 是比较理想的能够反映肿瘤细胞增殖活性的指标，有助于判定肿瘤的侵袭力以及肿瘤患者的预后。Ki-67 高表达表示处于增殖周期的肿瘤细胞比例大，通常对放、化疗较为敏感

二、肿瘤标志物的联合应用

一种肿瘤可分泌多种肿瘤标志物（TM），而不同的肿瘤或同种肿瘤的不同组织类型可有相同的肿瘤标志物。在不同的肿瘤患者体内，TM的质和量变化也较大。因此，单独检测一种TM，可能会因为测定方法的敏感性不够而出现假阴性，而联合检测多种肿瘤标志物有利于提高检出的阳性率。所以在实际工作中，应选择一些敏感性好，特异性较高，可以互补的TM联合测定，以提高肿瘤的检出率。如胰腺癌的诊断可用CA19-9、CA50、CEA和CA125联合测定。肿瘤标志物联合检测的临床应用推荐见下表。

肿瘤	首选标志物	补充标志物
肺癌	CEA、NSE	TPA、SCC、ACTH、CT、CA72-4、Fer
肝癌	AFP	AFU、γ-GT、ALP

肿瘤	首选标志物	补充标志物
乳腺癌	CA15-3	CEA、CA72-4、TPA、HCG、ER、erb-B2、Fer
胃癌	CA72-4	CEA、CA19-9、CA50、CA242、Fer、SA
胰腺癌	CA19-9	CA242、CA72-4、CA50、ALP、CEA、Fer、TPA
前列腺癌	PSA	f-PSA、c-PSA、PAP、ALP
结肠直肠癌	CEA	CA19-9、CA72-4、NSE
卵巢癌	CA125、HE4	CEA、HCG、CA19-9、TP、AFP、LD
睾丸肿瘤	AFP、HCG	LDH
宫颈癌	SCC	CA125、CEA、TPA
膀胱癌	无	TPA、CEA
骨髓瘤	β_2-MG、κ pa，λ bda	
淋巴瘤	β_2-MG	Ki-67、LD2
肾癌	无	肾素、CA15-3、NSE

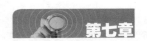

一、自身抗体筛查和确认试验

项目		参考区间	简要临床意义
抗核抗体筛查常见荧光核型	均质型	血清 间接免疫荧光法：阴性	高效价均质型主要见于系统性红斑狼疮患者，低效价均质型可见于类风湿性关节炎、慢性肝脏疾病、传染性单核细胞增多症或药物诱发的狼疮患者
	颗粒型（斑点型）	血清 间接免疫荧光法：阴性	高效价的斑点型常见于混合性结缔组织病，同时也见于系统性红斑狼疮、硬皮病、干燥综合征等自身免疫性疾病
	核膜型（周边型）	血清 间接免疫荧光法：阴性	高效价周边型几乎仅见于系统性红斑狼疮，特别是活动期系统性红斑狼疮。其他自身免疫性疾病很少见周边型，因此周边型对系统性红斑狼疮的诊断价值极大，且提示病情活动

项目		参考区间	简要临床意义
抗核抗体筛查常见荧光核型	核仁型	血清 间接免疫荧光法：阴性	核仁型在硬皮病中出现率最高，尤其是高效价核仁型对诊断硬皮病具有一定特异性，但核仁型也见于雷诺现象者，偶尔也出现于系统性红斑狼疮
	着丝点型	血清 间接免疫荧光法：阴性	着丝点型与局限型硬化症（CREST综合征）有关，主要表现病情温和、病程较长抗着丝点抗体在原发性胆汁性肝硬化患者血清中也较常见
	核点型	血清 间接免疫荧光法：阴性	在20%～30%原发性胆汁性肝硬化患者血清中，可特异地检测到这些抗体

项目		参考区间	简要临床意义
抗核抗体筛查常见荧光核型	胞浆颗粒型	血清 间接免疫荧光法：阴性	胞浆颗粒型针对的是细胞胞浆中的颗粒成分的抗体，主要有抗线粒体抗体（AMA），JO-1抗体，核糖体P蛋白抗体。AMA是原发性胆汁性肝硬化高敏感、高特异性指标。JO-1则是多肌炎和皮肌炎的标志性抗体。而核糖体P蛋白阳性的系统性红斑狼疮患者神经症状较明显
	胞浆纤维型	血清 间接免疫荧光法：阴性	指针对细胞微丝、微管等骨架成分的自身抗体。主要有抗肌动蛋白，原肌球蛋白，波形蛋白抗体等。其中抗肌动蛋白抗体是抗平滑肌抗体的一种，高滴度的抗肌动蛋白抗体是I型自身免疫性肝炎高特异指标。但是原肌球蛋白和波形蛋白则临床意义不明确
	分裂期细胞阳性	血清 间接免疫荧光法：阴性	有丝分裂相应的结构，包括中性粒，纺锤体，中间体等的阳性称为分裂期细胞阳性。但是目前临床意义尚不明确

项目		参考区间	简要临床意义
抗核抗体谱靶抗原确认	U1-nRNP	血清 免疫印迹法 / ELISA法： 阴性	单独高滴度抗U1-nRNP抗体是混合性结缔组织病的标志，阳性率为95%～100%，抗体滴度与疾病活动性相关。在30%～40%的系统性红斑狼疮患者中也可检出抗U1-nRNP抗体，但几乎总伴有抗Sm抗体
	Sm	血清 免疫印迹法 / ELISA法：阴性	系统性红斑狼疮的特异性抗体，与抗dsDNA抗体一起，是系统性红斑狼疮的诊断指标，但阳性率仅为5%～30%
	SS-A	血清 免疫印迹法 / ELISA法： 阴性	与各类自身免疫性疾病均相关。最常见于干燥综合征（40%～80%），也见于系统性红斑狼疮（30%～40%）和原发性胆汁性肝硬化（20%）中，偶见于慢性活动性肝炎。此外，在100%的新生儿红斑狼疮中抗SS-A抗体阳性。该抗体可经胎盘传给胎儿引起炎症反应和新生儿先天性心脏传导阻滞

第七章　自身免疫性疾病相关的实验室检验

（续上表）

项目		参考区间	简要临床意义
抗核抗体谱靶抗原确认	SS-B	血清 免疫印迹法 / ELISA法： 阴性	几乎仅见于干燥综合征（40%~80%）和系统性红斑狼疮（10%~20%）的女性患者中，男女比例为1：29。在干燥综合征中抗SS-A抗体和抗SS-B抗体常同时出现
	Scl-70	血清 免疫印迹法 / ELISA法： 阴性	见于25%~75%的进行性系统性硬化症（弥散型）患者中，因实验方法和疾病活动性而异。在局限型硬化症患者中未检出该抗体
	PM-Scl	血清 免疫印迹法 / ELISA法： 阴性	常见于多肌炎与硬化症的重叠综合征中。50%的该抗体阳性患者为肌炎与硬化症的重叠综合征，抗PM-Scl抗体也可仅见于多肌炎患者中，阳性率为8%，弥散型硬化症中的阳性率为2%~5%
	Jo-1	血清 免疫印迹法 / ELISA法：阴性	见于多肌炎，阳性率为25%~35%。常与合并肺间质纤维化相关

项目		参考区间	简要临床意义
抗核抗体谱靶抗原确认	抗着丝点抗体	血清 免疫印迹法/ELISA法： 阴性	与局限型进行性系统性硬化症（CREST综合征：钙质沉着、雷诺病、食管功能障碍、硬皮病、远端血管扩张）有关，阳性率为70%~90%。在原发性胆汁性肝硬化患者中也可检测到该抗体（阳性率为10%~30%）。还可出现于雷诺氏综合征中
	抗核小体抗体	血清 免疫印迹法/ELISA法： 阴性	系统性红斑狼疮患者血清中的阳性率为50%~95%，特异性几乎为100%。在系统性红斑狼疮的早期抗核小体抗体比抗dsDNA抗体、抗组蛋白抗体更早出现。有15%~19%的抗dsDNA抗体阴性的系统性红斑狼疮患者中抗核小体抗体阳性。因此联合检测抗dsDNA及抗核小体抗体可提高系统性红斑狼疮血清学检出率

（续上表）

项目		参考区间	简要临床意义
抗核抗体谱靶抗原确认	抗组蛋白抗体	血清 免疫印迹法 / ELISA法： 阴性	在药物（普鲁卡因胺、肼酞嗪以及其他药物）诱导的红斑狼疮中比较常见（阳性率为95%）在30%~70%的系统性红斑狼疮和15%~50%的类风湿性关节炎患者中也可检出抗组蛋白抗体
	抗核糖体P蛋白抗体	血清 免疫印迹法 / ELISA法： 阴性	是系统性红斑狼疮的特异性标志，阳性率为5%~15%。普遍认为其滴度与系统性红斑狼疮的活动性相关，还与系统性红斑狼疮的中枢神经系统症状、肾脏或肝脏受累有关
	Ro-52抗体	血清 免疫印迹法 / ELISA法: 阴性	与多种结缔组织病有关。不出现在正常人血清中，但是无疾病特异性
	增殖细胞核抗原PCNA	血清 免疫印迹法 / ELISA法： 阴性	其表达与细胞周期有关。抗PCNA抗体为系统性红斑狼疮的特异性抗体，但阳性率仅为3%。抗PCNA抗体可能与系统性红斑狼疮患者发展为弥散性增殖性肾小球肾炎有关

项目		参考区间	简要临床意义
抗核抗体谱靶抗原确认	抗C1q抗体	血清 免疫印迹法 / ELISA法： 阴性	系统性红斑狼疮标志性抗体。抗C1q水平与系统性红斑狼疮疾病活动程度相关，是系统性红斑狼疮患者并发肾脏损伤的重要指标，在狼疮性肾炎诊断和活动性判定上有重要作用
ds-DNA	抗双链DNA抗体	血清 间接免疫荧光法：阴性	是系统性红斑狼疮患者的特征性标志性抗体。抗体效价与疾病的活动程度有相关性，抗体效价的动态测定为监控治疗提供了有效的实验室手段。抗dsDNA抗体是系统性红斑狼疮早期诊断指标，可在临床诊断系统性红斑狼疮前10年即可检出阳性。该抗体阳性还表示患者有肾损伤抗dsDNA抗体诊断系统性红斑狼疮的特异性可达95%～100%，但其敏感性仅为30%～50%，因此抗dsDNA抗体阴性不能排除系统性红斑狼疮的诊断

二、类风湿关节炎相关抗体

项目	参考区间	简要临床意义
类风湿因子（RF）	血清 免疫比浊法：≤20 IU/mL	类风湿性关节炎传统检测指标。RF是以变性IgG为靶抗原的自身抗体。在类风湿性关节炎患者中的阳性率可达79.6%。其效价与患者的临床表现呈正相关，即随症状加重而效价升高。但RF不仅在类风湿性关节炎患者中出现，在系统性红斑狼疮、进行性全身性硬化症等自身免疫性疾病和部分老年人中RF的阳性率可达28.9%～50%，但效价均较低。RF阴性不能排除类风湿性关节炎的诊断。部分类风湿性关节炎患者可一直呈血清RF阴性，这类患者关节滑膜炎轻微，很少发展为关节外的类风湿性疾病

项目	参考区间	简要临床意义
抗角蛋白抗体（AKA）/丝集蛋白抗体（AFA）	血清 间接免疫荧光法：阴性	主要见于类风湿关节炎患者，其阳性率为30%～55%，特异性可达95%～99%。在非类风湿性关节炎的自身免疫性疾病患者，AKA的阳性检出率极低。AKA的出现常先于疾病的临床表现，故AKA对于早期诊断类风湿性关节炎具有重要的临床意义 AKA是判断类风湿关节炎预后的一个标志性抗体，高效价AKA的类风湿性关节炎患者，常提示疾病较为严重。AKA阴性不能排除类风湿性关节炎的诊断，AKA与RF很少是平行出现的，AKA阳性者RF可为阳性，而RF阳性且高效价者，AKA亦可为阴性

项目	参考区间	简要临床意义
抗环瓜氨酸肽抗体（CCP）	血清 ELISA法：0～18U/mL 化学发光法：0～5U/mL	主要为IgG类抗体，对类风湿性关节炎的特异性为96%，在疾病早期阶段就可阳性，具有很高的阳性预测值，约79%的早期类风湿性关节炎患者可呈抗CCP抗体阳性。抗CCP抗体阳性患者比抗CCP抗体阴性更容易发生关节损害。抗CCP抗体与RF有相同的敏感性，但其特异性明显高于RF
RA33抗体	血清 ELISA法：0～25U/mL	用于类风湿性关节炎早期诊断，尤其是RF检测阴性的时候。如若检测出RA33抗体并没有伴随U1-RNP抗体，几乎毫无例外诊断为类风湿性关节炎

（续上表）

项目	参考区间	简要临床意义
葡萄糖-6-磷酸酯异构酶（GPI）	血清 ELISA法：0～0.2mg/L	GPI抗原对类风湿性关节炎的诊断及活动性的判断有应用价值。类风湿性关节炎患者高浓度的GPI存在时，常伴有严重的关节功能受限，提示预后不良或治疗过程中药物没有起到一定作用。GPI的浓度与类风湿性关节炎病人的关节肿、疼痛成正相关。GPI联合抗CCP检测特异性更高
抗核周因子（APF）	血清 间接免疫荧光法：阴性	对类风湿性关节炎的敏感性是49%～87%，特异性达73%～90%，在其他结缔组织病中APF很少见。APF阳性的类风湿性关节炎患者病情重、关节功能损害重，并发关节外症状多（如类风湿性结节、继发性干燥综合征和雷诺氏现象）以及关节骨组织病变发展快

三、自身免疫性肝病抗体谱

项目	参考区间	简要临床意义
抗核抗体（ANA）	血清 间接免疫荧光法：阴性	有助于自身免疫性肝病的诊断与鉴别诊断
抗平滑肌抗体（SMA）	血清 间接免疫荧光法：阴性	Ⅰ型自身免疫肝炎特异性抗体
抗肝肾微粒体抗体（LKM1）	血清 免疫印迹法：阴性	Ⅱ型自身免疫肝炎特异性抗体
抗肝溶质肝抗原Ⅰ型抗体（LC-1）	血清 免疫印迹法：阴性	Ⅱ型自身免疫肝炎特异性抗体
抗可溶性肝抗原抗体（SLA/LP）	血清 免疫印迹法：阴性	Ⅲ型自身免疫肝炎特异性抗体

项目	参考区间	简要临床意义
抗线粒体抗体（AMA）及抗线粒体抗体M2型	血清 免疫印迹法：阴性	AMA对原发性胆汁性肝硬化（PBC）具有极高的特异性。尤其是AMA-M2抗体在90%的原发性胆汁性肝硬化病人中可检测到。AMA-M2是原发性胆汁性肝硬化最为灵敏和最为特异的诊断标志。高滴度AMA-2抗体对于原发性胆汁性肝硬化的诊断和预测原发性胆汁性肝硬化患者是否会出现肝功能障碍或者胆汁淤积症状意义重大。需注意，在其他慢性肝脏疾病（30%）和进行性系统性硬化症（7%~25%）中也可检出抗M2抗体，但滴度较低
抗中性粒细胞胞浆抗体（ANCA）	血清 间接免疫荧光法：阴性	原发性硬化性胆管炎临床特征为胆汁淤积，多发于男性，且半数患者并发溃疡性结肠炎。患者可见抗胆管抗体和核周型抗中性粒细胞胞浆抗体（pANCA）

项目	参考区间	简要临床意义
抗Sp100抗体（核点型）	血清 免疫印迹法：阴性	可在31%的原发性胆汁性肝硬化病人或48%AMA阴性的原发性胆汁性肝硬化病人中检测到。该抗体在其他自身免疫性肝病患者中检测不到。特异性高，被视为原发性胆汁性肝炎的标志物
抗gp210抗体（核膜型）	血清 免疫印迹法：阴性	抗gp210抗体在10%原发性胆汁性肝硬化病人或21%AMA阴性的原发性胆汁性肝硬化病人中检测到

四、系统性血管炎相关抗体

项目	参考区间	简要临床意义
抗中性粒细胞胞浆抗体（ANCA）	血清 间接免疫荧光法：阴性	用于多种系统性血管炎、炎症性肠病、自身免疫性肝炎、结缔组织病的辅助诊断。筛查实验可见两种核型。c-ANCA及p-ANCA检测不足以证明系统性坏死的脉管炎。需做PR3-ANCA和MPO-ANCA靶抗原确认检测

项目	参考区间	简要临床意义
抗中性粒细胞胞浆抗体细胞质型（C-ANCA）	血清 间接免疫荧光法：阴性	抗中性粒细胞胞浆抗体细胞质型（C-ANCA），其靶抗原主要是PR3。C-ANCA与Wegener肉芽肿病（典型导致严重肉芽肿病）密切相关。C-ANCA的重复检测可用作该疾病活性和治疗效果有价值的监测
抗中性粒细胞胞浆抗体核周型（P-ANCA）	血清 间接免疫荧光法：阴性	其靶抗原主要是MPO。包括乳铁蛋白、人类白细胞弹性蛋白酶、杀伤/膜通透性增高蛋白（BPI）等。PANCA除了脉管炎以外，在原发性硬化性胆管炎等许多其他疾病中也被发现
抗蛋白酶3（Anti-PR3）	血清 ELISA法：0~4.9U/mL	Anti-PR3的ANCA是ANCA相关性系统性血管炎尤其是韦格纳肉芽肿的敏感而特异的指标，特异性超过95%。PR3-ANCA水平与部分疾病程度和疾病活动度有关

（续上表）

项目	参考区间	简要临床意义
抗髓过氧化物酶抗体（Anti-MPO）	血清 ELISA法：0～4.9U/mL	主要与显微多动脉炎、坏死性新月体性肾小球肾炎、结节性多动脉炎、系统性红斑狼疮、类风湿性关节炎、药物诱导的狼疮等相关。但MPO的浓度与病情活动度有直接关系

五、干燥综合征相关抗体

项目	参考区间	简要临床意义
SS-A （Ro）	血清 免疫印迹法：阴性	抗SSA抗体为SS标志性抗体。在系统性红斑狼疮中，抗SSA和抗SSB抗体阳性的患者常有血管炎、光过敏、皮损、紫癜、淋巴结肿大、白细胞减少等临床表现。抗SSA和抗SSB抗体还可造成新生儿狼疮及先天性心脏传导阻滞
SS-B （La/Ha）	血清 免疫印迹法：阴性	抗SSB几乎仅见于干燥综合征（40%～80%）和系统性红斑狼疮（10%～20%）的女性患者中，男女比例为1：29。干燥综合征中抗SSA抗体和抗SSB抗体常同时出现。但抗SSB抗体特异性较高

项目	参考区间	简要临床意义
抗α-胞衬蛋白（α-fodrin）抗体	血清 ELISA法：0~9.9U/mL	原发性干燥综合征的标志性抗体，阳性率96%。抗α-胞衬蛋白抗体能早于SS-A和SS-B被检测出，即可在SS-A和SS-B抗体均阴性的干燥综合征患者血清中检出。故抗α-胞衬蛋白抗体能有效降低ANA、抗SSA、抗SSB抗体阴性患者的漏诊，是现有SS检验指标的必要补充

六、磷脂综合征相关抗体

项目	参考区间	简要临床意义
抗心磷脂抗体（ACL）	血清 ELISA法：0~18GPL/mL	该抗体在系统性红斑狼疮患者中阳性率可达70%~80%，ACL抗体阳性系统性红斑狼疮患者发生血管炎、溶血性贫血、心脏及中枢神经系统损害的几率明显高于ACL抗体阴性者，ACL抗体阳性的系统性红斑狼疮女性患者因血小板凝集功能增强，血栓素增加，更易形成血栓，妊娠时易发生流产。血清及脑

项目	参考区间	简要临床意义
抗心磷脂抗体（ACL）	血清 ELISA法：0～18GPL/mL	脊液中ACL抗体的检测有助于神经精神性狼疮患者的临床诊断。ACL抗体在类风湿性关节炎患者中的阳性率可达33%～49%，ACL抗体检测是了解疾病进展及是否伴发磷脂综合征的实验室指标。在急性脑血管病患者中高水平的ACL抗体是预后不良的危险信号，ACL抗体水平降低，病情好转；复发性脑梗死患者血清中ACL抗体水平高于原发性脑梗死患者，ACL抗体阳性是脑出血及脑梗死的危险因素 非自身免疫性疾病患者，ACL抗体阳性者发生反复自然流产的多于ACL抗体阴性者，在ACL抗体阳性的孕妇中，发生胎儿生长迟缓的几率约为15%，而在ACL抗体阴性孕妇中，胎儿生长迟缓的发生率仅为1.7%，ACL抗体与反复自然流产和胎儿发育迟缓有一定相关性

项目	参考区间	简要临床意义
抗 β₂-糖蛋白1抗体（抗 β₂-GP1抗体）	血清 ELISA法：0~8AU/mL	抗 β₂-GP1抗体在血栓形成和磷脂综合征中是比抗心磷脂抗体（ACL）更特异的抗体。可作为自身免疫性血栓形成的血清学标志。有助于自身免疫性和感染性血栓的鉴别诊断。β₂-GP1依赖的ACL和抗 β₂-GP1抗体是男性动脉血栓形成（心肌梗死和卒中）重要的预测因子。抗 β₂-GP1抗体对磷脂综合征的特异性为98%，而ACL特异性为75%。相反，抗 β₂-GP1抗体对磷脂综合征的敏感性仅为54%，明显低于抗心磷脂抗体。系统性红斑狼疮患者中血栓严重程度与抗 β₂-GP1抗体的滴度有很好的相关性。故对怀疑磷脂综合征的患者，抗心磷脂抗体与抗 β₂-GP1抗体应联检。诊断磷脂综合征必须在6周以后复查磷脂抗体一次。持续阳性及有临床症状可确诊

七、神经系统疾病相关抗体

项目	参考区间	简要临床意义
抗神经节苷脂抗体	血清 间接免疫荧光法：阴性	抗神经节苷脂抗体（GM1、GM2、GM3、GD1a、GD1b、GT1b、GQ1b）：见于多源性运动神经病，Guillain-Barre综合征、感觉神经病、Miller-Fisher综合征等
神经抗原谱抗体	血清 间接免疫荧光法：阴性	神经抗原谱（Hu、Yo、Ri、amphiphysin、CV2.1、PNMA2（Ma-2/Ta）：见于副瘤性神经性系统综合征，如亚急性感觉神经病，脑脊髓炎，大脑、脑干病变，小脑变性等
抗乙酰胆碱受体抗体（AchR）	血清 ELISA法：阴性	抗乙酰胆碱受体抗体（AchR）、抗骨骼肌抗体（StrAb）：重症肌无力患者的标志性自身抗体。StrAb在多发性肌炎、皮炎、类风湿性关节炎、系统性红斑狼疮中可能阳性；肌萎缩侧索硬化症可引起AchR假阳性
抗骨骼肌抗体（StrAb）	血清 间接免疫荧光法：阴性	

八、不孕不育相关抗体

项目	参考区间	简要临床意义
抗精子抗体（AsAb）	血清 ELISA法：阴性	自身免疫性不孕不育、习惯性流产、卵巢功能早衰等辅助诊断指标
抗卵巢抗体（AoAb）	血清 ELISA法：阴性	
抗透明带抗体（AZPAb）	血清 ELISA法：阴性	
抗心磷脂抗体（ACAb）	血清 ELISA法：阴性	
抗子宫内膜抗体（EMAb）	血清 ELISA法：阴性	
抗β_2-糖蛋白1抗体（aβ_2GP1）	血清 ELISA法：阴性	

九、皮肤病相关抗体

项目	参考区间	简要临床意义
抗桥粒抗体	血清 间接免疫荧光法：阴性	寻常天疱疮特异性抗体
抗表皮基底膜抗体	血清 间接免疫荧光法：阴性	类天疱疮特异性抗体

十、胃肠道疾病相关抗体

项目	参考区间	简要临床意义
抗肌内膜抗体（EMA）	血清 间接免疫荧光法：阴性	较为特异地出现疱疹样皮炎或腹腔疾病的活动期，EMA对于活动期谷蛋白敏感性肠病的特异性高达99.7%～100%
抗胃壁细胞抗体（PCA）	血清 间接免疫荧光法：阴性	辅助诊断慢性萎缩性胃炎、恶性贫血
抗内因子抗体（IF）	血清 间接免疫荧光法：阴性	

项目	参考区间	简要临床意义
抗胰外分泌腺细胞抗体	血清 间接免疫荧光法：阴性	辅助诊断慢性炎症性肠道病（克罗恩病、溃疡性结肠炎）指标
抗酿酒酵母抗体（ASCA）	血清 间接免疫荧光法：阴性	
抗小肠杯状细胞抗体（IGA）	血清 间接免疫荧光法：阴性	

十一、肾脏疾病相关抗体

项目	参考区间	简要临床意义
抗中性粒细胞胞浆抗体（ANCA）、抗中性粒细胞胞浆型抗体细胞质型（C-ANCA）、抗中性粒细胞胞浆核周型（P-ANCA）：见"系统性血管炎相关抗体"		

（续上表）

项目	参考区间	简要临床意义
抗肾上腺皮质细胞抗体（AAA）	血清 间接免疫荧光法：阴性	特发性爱迪生病患者ＡＡＡ的检出率为44.4%～74.3%，结核性爱迪生病患者检出率仅为0～40%。特发性甲状腺功能减退症患者检出率为28%，慢性淋巴细胞性甲状腺炎为4.2%，甲状腺功能亢进为0.6%，健康人为0.1%
抗肾小球基底膜抗体（Anti-GBM）	血清 ELISA法：0～19.9U/mL	包括肾肺综合征在内的所有肾小球基底膜型肾小球肾炎的血清学标志。与Goodpasture综合征、急进型肾小球肾炎及免疫复合物型肾小球肾炎等有关。累及肺时，阳性率在50%；累及肺后，阳性率在80%～90%

十二、目前较为公认的部分标志自身抗体

疾病	相关抗体
系统性红斑狼疮	双链DNA抗体、Sm抗体
干燥综合征	SS-B抗体
系统性硬化症	着丝点抗体、Scl-70抗体
进行性系统性硬化症，局限型	着丝点抗体
进行性系统性硬化症，弥散型	Scl-70抗体
多发性肌炎/皮肌炎/重叠综合征	PM-Scl（PM1）抗体
多发性肌炎/皮肌炎	Jo-1抗体
混合性结缔组织病	高滴度RNP抗体
肺出血肾炎综合征（Goodpasture 综合征）	肾小球基底膜（GBM）抗体
Ⅰ型自身免疫性肝炎	平滑肌抗体（SMA）
Ⅱ型自身免疫性肝炎	肝肾微粒体抗体（LKM-1）
原发性胆汁性肝硬化	线粒体抗体2型（M2）
类风湿关节炎	丝集蛋白抗体（AFA）
寻常天疱疮	抗桥粒抗体
麸质过敏性肠炎	肌内膜抗体（EMA）

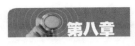

免疫缺陷病和免疫增殖病、超敏反应性疾病等相关的实验室检验

一、体液免疫检验

项目	参考区间	简要临床意义
免疫球蛋白G（IgG）	血清 免疫比浊法： 0~1岁：2.32~14.11 g/L 1~3岁：4.53~9.16 g/L 4~6岁：5.04~14.64 g/L 7~9岁：5.72~14.74 g/L 10~11岁：6.98~15.6 g/L 12~13岁：7.59~15.4 g/L 14~15岁：7.16~17.11 g/L 16~19岁：5.49~15.84 g/L >20岁：7.00~16.00 g/L	增高：①结缔组织病：系统性红斑狼疮、类风湿性关节炎、硬皮病，干燥综合征等 ②IgG型多发性骨髓瘤、原发性单克隆丙种球蛋白血症 ③肝脏病：慢性病毒性活动性肝炎、隐匿性硬化、狼疮样肝炎等 ④传染病：结核、麻风、黑热病、传染性单核细胞增多症、性病、淋巴肉芽肿、放射线菌病、疟疾、锥虫病等 ⑤其他：类肉瘤病、霍奇金病、单核细胞性白血病、白塞氏综合征、肾炎、过敏性紫癜等

项目	参考区间	简要临床意义
免疫球蛋白G（IgG）		降低：非IgG型多发性骨髓瘤、重链病、轻链病、肾病综合征、恶性淋巴瘤、慢性淋巴细胞白血病、原发性无丙种球蛋白血症、继发性免疫缺陷病（使用免疫抑制剂，如环磷酰胺、皮质激素、放射线照射等）
免疫球蛋白A（IgA）	血清 免疫比浊法： 0～1岁：0.0～0.83 g/L 1～3岁：0.0～1.0 g/L 4～6岁：0.27～1.95 g/L 7～9岁：0.34～3.05 g/L 10～11岁：0.53～2.04 g/L 12～13岁：0.58～3.58 g/L 14～15岁：0.47～2.49 g/L 16～19岁：0.61～3.47 g/L >20：0.7～4.0 g/L	增高：IgA型多发性骨髓瘤，系统性红斑狼疮、结节病、类风湿性关节炎、白塞氏综合征、门静脉性肝硬化、某些感染性疾病、湿疹、血小板减少症，Wiskott-Aldrich综合征（湿疹血小板减少多次感染）、慢支缓解期等。 分泌型IgA介于0.5～2.5g/L则病情重，病程长者<0.5g/L 脐带血IgA升高：风疹、单纯疱疹、弓形体病、巨细胞病毒、柯萨奇病毒、革兰氏阴性杆菌宫内感染等

项目	参考区间	简要临床意义
免疫球蛋白A（IgA）	血清 免疫比浊法： 0～1岁：0.0～0.83 g/L 1～3岁：0.0～1.0 g/L 4～6岁：0.27～1.95 g/L 7～9岁：0.34～3.05 g/L 10～11岁：0.53～2.04 g/L 12～13岁：0.58～3.58 g/L 14～15岁：0.47～2.49 g/L 16～19岁：0.61～3.47 g/L >20：0.7～4.0 g/L	降低：遗传性毛细血管扩张症（80%）、非IgA型多发性骨髓瘤、重链病、轻链病、吸收不良综合征、原发性无病种球蛋白血症、继发性蛋白血症、继发性无丙种球蛋白血症、继发性免疫缺陷病（放射线照射、使用免疫抑制剂）、反复呼吸道感染、输血反应、自身免疫性疾病、肾病综合征、慢性淋巴细胞白血病、霍奇金病、遗传性胸腺发育不全、丙种球蛋白异常血症Ⅲ型、丙种球蛋白异常血症Ⅰ型（IgG，IgA降低，IgM增加）、丙种球蛋白异常血症Ⅱ型（无IgA，IgM，IgG正常）

项目	参考区间	简要临床意义
免疫球蛋白M（IgM）	血清 免疫比浊法： 0～1岁：0.0～1.45 g/L 1～3岁：0.9～1.46 g/L 4～6岁：0.24～2.10 g/L 7～9岁：0.31～2.08 g/L 10～11岁：0.31～1.79 g/L 12～13岁：0.35～2.39 g/L 14～15岁：0.15～1.88 g/L 16～19岁：0.23～2.59 g/L >20岁：0.4～2.30 g/L	增高：巨球蛋白血症、病毒感染、肝炎急性期、结缔组织疾病、恶性肿瘤、传染性单核细胞增多症、伤寒、梅毒、黑热病、疟疾、丝虫病、支原体肺炎、风疹等 降低：免疫缺陷病、多发性骨髓瘤、霍奇金病、慢性淋巴细胞性白血病、先天愚型、蛋白丢失性胃病、网状内皮细胞增生性疾病、尿毒症

项目	参考区间	简要临床意义
血清总补体（CH_{50}）	血清 脂质体法： 23～46 IU／mL	增高：见于各种急性炎症、感染、组织损伤、恶性肿瘤等，一些传染病，如风湿热、伤寒、结核、麻疹等也可见补体代偿性升高 降低：①补体消耗增多：常见于血清病、急性肾小球肾炎、慢性肾炎、系统性红斑狼疮活动期、恶性类风湿性关节炎、自身免疫性溶血性贫血等；②补体大量丧失：多见于肾病综合征及大面积烧伤等情况；③补体合成不足：主要见于各种肝病患者，如肝硬化、慢性活动性肝炎及急性重症肝炎等；④先天性补体缺乏

项目	参考区间	简要临床意义
血清补体3 （C_3）	血清 免疫比浊法： $0.9 \sim 1.8$ g/L	增高：见于急性炎症、感染、组织损伤（如风湿热的急性期、结节性动脉周围炎、皮肌炎、伤寒、Reiter综合征和各种类型的多发性关节炎等）、癌肿、骨髓瘤等 降低：多见于急性肾小球肾炎、膜增殖性肾小球肾炎、全身性红斑狼疮活动期、类风湿性关节炎、亚急性细菌性心内膜炎、急性乙型肝炎、慢性肝病和遗传性血管神经性水肿等
血清补体4 （C_4）	血清 免疫比浊法： $0.1 \sim 0.4$ g/L	增高：常见于风湿热的急性期、结节性动脉周围炎、皮肌炎、心肌梗死、Reiter综合征和各种类型的多发性关节炎等 降低：常见于自身免疫性慢性活动性肝炎、系统性红斑狼疮、多发性硬化症、类风湿性关节炎、IgA肾病、亚急性硬化性全脑炎等。在系统性红斑狼疮，C_4的降低常早于其他补体成分，且缓解时较其他成分回升迟。狼疮性肾炎较非狼疮性肾炎C_4值显著低下

第八章 免疫缺陷病和免疫增殖病、超敏反应性疾病等相关的实验室检验

二、细胞免疫检验

项目	参考区间	简要临床意义
淋巴细胞亚群检测	检测方法不同，参考区间各异 CD3$^+$T细胞：64.54%～74.26% CD4$^+$T细胞：35.89%～46.45% CD8$^+$T细胞：20.56%～28.60% NK细胞：5%～7% B细胞：16%～28% CD4$^+$/CD8+：0.68～2.47	CD4$^+$T细胞减少见于巨细胞病毒感染、慢性活动性肝炎、麻疹急性期、获得性免疫缺陷综合征等 CD8$^+$T细胞增高的疾病有传染性单核细胞增多症急性期、乙型肝炎急性期等 CD4$^+$/CD8$^+$比值降低：传染性单核细胞增多症急性期、乙型肝炎急性期、结核、麻风、乳癌转移、肝癌、肺癌、吸烟者、获得性低丙种球蛋白血症、原发性免疫缺陷病等 CD4$^+$/CD8$^+$比值升高：肺腺癌、扁平上皮癌、系统性红斑狼疮活动期，类风湿性关节炎等 白血病细胞免疫表型分析：见"白血病免疫分型"

项目	参考区间	简要临床意义
T细胞转化试验	MTT法：通常测定孔A值/对照孔A值比值≥2为有意义	降低：细胞免疫功能缺陷或低下的各种疾病如恶性肿瘤、重症结核、重症真菌感染、运动失调性毛细血管扩张症、霍奇金病、淋巴瘤、淋巴肉芽肿、慢性肝病、肝硬化等
T细胞花结形成试验	Et-PFC：57.7%～71.1%	增高：甲状腺功能亢进、桥本甲状腺炎、传染性单核细胞增多症、某些急性淋巴细胞性白血病、器官移植后超急或急性排斥反应等 降低：细胞免疫缺陷病如原发性细胞免疫缺陷病、中性粒细胞功能缺陷和联合免疫缺陷病、某些自身免疫缺陷病、某些病毒感染；恶性肿瘤患者等
自然杀伤细胞活性检测	胞质乳酸脱氢酶释放法：27.5%～52.5%	增高：常见于病毒感染早期、Down综合征、接受器官移植者、宿主抗移植反应强烈者等 降低：恶性肿瘤患者、原发性淋巴细胞联合免疫缺陷病、获得性免疫缺陷综合征、免疫抑制剂使用者等

（续上表）

项目	参考区间	简要临床意义
混合淋巴细胞试验	形态学法：淋巴细胞转化率<5%为阴性；>10%为阳性	反映机体整体的细胞免疫功能水平；用于人类白细胞抗原（HLA）的细胞分型，预测细胞介导的移植排斥反应等

三、超敏反应性疾病相关的检验

项目	参考区间	简要临床意义
总IgE	荧光酶联免疫法：<120KU/L	增高：过敏性哮喘、季节性过敏性鼻炎、特应性皮炎、药物性间质性肺炎、支气管肺曲菌病、麻风、红皮病、类天疱疮及某些寄生虫感染等
特异性IgE（SIgE）	荧光酶联免疫法：<0.35KU/L	增高：SIgE浓度在1级以上就表明过敏患者血清中存在着对该变应原的特异性IgE
常见食物过敏原筛查	荧光酶联免疫法：<0.35KU/L	增高：对下列过敏原中的一种或多种过敏：鱼、金枪鱼、鲑鱼、小虾、蓝贻贝、燕麦、芝麻、荞麦、玉米、西红柿、菠菜、甘蓝、红辣椒、小麦、大米、大麦、裸麦

项目	参考区间	简要临床意义
常见食物过敏原筛查	荧光酶联免疫法：<0.35KU/L	大蒜、洋葱、芹菜、豌豆，白豆，胡萝卜，马铃薯、鸡蛋白、鸡蛋黄、牛奶、鳕鱼、花生、黄豆、酵母、鱿鱼、沙丁鱼、羊肉、章鱼、蟹、龙虾、草莓、鳄梨、柠檬、菠萝、苹果、橙、香蕉、桃等
常见吸入性过敏原筛查实验	荧光酶联免疫法：<0.35KU/L	增高：对下列过敏原中的一种或多种过敏：鸡毛、鸭毛、鹅毛、火鸡毛、猫毛、狗毛、户尘螨、粉尘螨、屋尘、户尘、乳胶、棉花、矮豚草、苦蒿、艾蒿、油漆、甲醛、乳胶、甲苯二氢酸酯（油漆）、柳树花粉、多主枝孢、青霉、白假丝酵母、总状毛霉、榆树花粉、胡桃树花粉、桉树花粉、梧桐树花粉、矮豚草、苦蒿、艾蒿、烟曲霉、分枝孢霉、交链孢霉等

（续上表）

项目	参考区间	简要临床意义
嗜酸性粒细胞阳离子蛋白（ECP）	荧光酶联免疫法：<0.35KU/L	增高：哮喘患者血清和其他体液（如支气管肺泡液和痰液）的ECP水平升高。血清ECP水平客观反映了哮喘患者的嗜酸细胞炎症程度，高水平提示哮喘患者的炎症状态。血清ECP测定可用于：①监测哮喘炎症；②指导哮喘的激素治疗；③发现对治疗不依从的患者

四、风湿性疾病的检验

项目	参考区间	简要临床意义
C-反应蛋白（CRP）	血清免疫比浊法：0～6mg/L	增高：①器质性疾病的筛选：急性或慢性炎症伴有细菌感染、自身免疫或免疫复合物病、组织坏死、恶性肿瘤。②并发感染的识别：高水平见于革兰氏阴性菌感染，阳性菌和寄生虫中度反应、病毒感染反应轻。③评估疾病活动性和疗效监控：升高的程度反应炎症组织的大小或活动性。④预后价值：持续升高是治疗失败、预后差的证明

项目	参考区间	简要临床意义
类风湿因子（RF）	血清 免疫比浊法：≤20 IU/mL	增高：常见类风湿性关节炎、皮肌炎、系统性红斑狼疮、干燥综合征、混合性结缔组织病、混合性冷球蛋白血症、慢性活动性肝炎、亚急性细菌性心内膜炎、多种细菌、真菌、螺旋体、寄生虫、病毒感染
抗链球菌溶血素"O"（ASO）	血清 免疫比浊法：≤200 IU/mL	增高：①见于风湿热、结节性红斑、急性肾小球肾炎、猩红热、急性扁桃体炎、丹毒；其他如肝炎、结核、高丙种球蛋白血症也可升高。②ASO测定对于诊断A族链球菌感染很有价值，其存在及含量可反映感染的严重程度。③除了急性阶段外，类风湿性关节炎患者的血清中通常检测不到ASO值的升高，在肾病综合征和抗体缺乏综合征患者的血清中仅有极低含量的ASO
红细胞沉降率（ESR）	全血 魏氏法： 男：0～15mm/h 女：0～20mm/h	1. 生理性增高：月经期、后期妊娠、老年人 2. 病理性增高：急性炎症、结缔组织病、严重组织破坏、结核、风湿等病变活动期、心肌梗死、恶性肿瘤、血浆球蛋白和纤维蛋白原增高者
类风湿性关节炎相关抗体检测：见"第七章"		

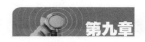

第九章 神经系统疾病相关的实验室检验

一、脑脊液常规检验

项目	参考区间	简要临床意义
性状	无色透明液体	红色混浊：蛛网膜下腔出血、脑出血、硬膜下血肿、穿刺损伤血管等
		黄色：颅内陈旧性出血、化脓性脑膜炎、脑与脊髓肿瘤及严重的结核性脑膜炎、各种原因引起的重症黄疸、含铁血黄素沉着症、胡萝卜素血症、早产儿等
		褐色或黑色：中枢神经系统的黑色素瘤、黑色素肉瘤等
		米汤样：化脓性脑膜炎
		毛玻璃样：结核性脑膜炎
		绿色：肺炎链球菌、甲型链球菌、铜绿色假单胞菌等引起的脑膜炎

临床检验掌中宝

项目	参考区间	简要临床意义
凝固状态	无凝块或薄膜	阳性：化脓性脑膜炎、脑梅毒、脊髓灰质炎、穿刺出血等
潘氏蛋白定性试验	潘氏法：阴性	阳性：脑膜及脑实质炎症、脑瘤脑出血、脑血栓、格林-巴利综合征等
细胞总数计数	计数板法 成人：（0~5）×10⁶/L 儿童：（10~15）×10⁶/L	增高：见于各种脑膜炎，化脓性脑膜炎时显著升高，以中性粒细胞为主；结核性和真菌性脑膜炎时亦增高，早期以中性粒细胞为主，后期以淋巴细胞为主；病毒性脑膜炎一般以淋巴细胞为主，其中流行性乙型脑炎的早期以中性粒细胞为主；脑寄生虫病或过敏性疾病以嗜酸性粒细胞增高为主

（续上表）

项目	参考区间	简要临床意义
细胞分类计数	瑞氏染色法：主要是单个核细胞，中性粒细胞较少，很少有红细胞	中性粒细胞增高：化脓性脑膜炎、流行性脑脊髓脑膜炎、流行性脑炎、脑出血、脑脓肿、结核性脑膜炎恶化期等 淋巴细胞增高：结核性脑膜炎、霉菌性脑膜炎、病毒性脑膜炎、麻痹性痴呆、乙型脑炎后期、脊髓灰质炎、脑肿瘤、脑溢血、多发性神经炎等 嗜酸性细胞增高：脑寄生虫病等 单核细胞增高：多见于浆液性脑膜炎 红细胞增多：脑出血、蛛网膜下腔出血、脑血栓、硬膜下出血等 恶性肿瘤细胞：①转移性癌：乳头癌、卵巢癌、消化道癌、血液病累及中枢神经系统、黑色素瘤等。②原发性肿瘤：星状细胞瘤、少突神经胶质瘤、室管膜瘤、脉络丛癌、松果体细胞癌、脊索瘤、垂体腺瘤等

二、脑脊液生化检验

项目	参考区间	简要临床意义
蛋白质定量（PROT）	干化学比色法：成人150~450mg/L	增高：各种脑膜炎（化脓性脑膜炎显著增高，结核性脑膜炎中度增高，病毒性脑膜炎轻度增高）；脑室及蛛网膜下腔出血，脑部肿瘤，椎管梗阻增高，损伤性腰椎穿刺 降低：水中毒（水分过度积滞），脑脊液外溢症（脑脊液鼻溢和脑溢液）和甲状腺功能亢进则可使脑脊液蛋白降低
葡萄糖（Glu）	葡萄糖氧化酶法：1~14岁：2.8~4.5 mmol/L 15岁以上：2.5~4.5 mmol/L	生理状态下增高：饱食后或运动后有一过性的血糖增高，注射葡萄糖、肾上腺素及精神紧张可使脑脊液血糖升高 病理性升高：多见于脑出血、下丘脑损害、糖尿病或其他内分泌系统的疾病，如甲状腺功能亢进、垂体前叶嗜酸性细胞腺瘤、肾上腺皮质功能亢进、嗜铬细胞瘤、垂体前叶嗜碱性细胞功能亢进症等

项目	参考区间	简要临床意义
葡萄糖（Glu）	葡萄糖氧化酶法： 1～14岁：2.8～4.5 mmol/L 15岁以上：2.5～4.5 mmol/L	降低：低血糖、细菌感染、化脓性脑膜炎、结核性脑膜炎、真菌性脑膜炎、梅毒性脑膜炎、脑肿瘤、脑寄生虫病以及对抗胰岛素的激素分泌不足等
氯化物（Cl^-）	离子选择电极法：120～132 mmol/L	增高：尿毒症、呼吸性碱中毒等 降低：结核性脑膜炎、化脓性脑膜炎、真菌性脑膜炎、脑出血、梅毒性脑膜炎、低氯血症等
乳酸脱氢酶（LD）	连续监测法：3～50U/L	增高：脑梗死、脑出血、蛛网膜下腔出血急性期、脑肿瘤进展期、细菌性脑膜炎活动期、多发性硬化症急性期及恶性期、中枢神经系统变性疾病、脑积水、脑脓肿、颅脑外伤等
β_2微球蛋白（β_2-MG）	放射免疫法：儿童0.6～1.6mg/L，成人：0～4.9mg/L	增高：儿童多见于细菌性脑膜炎、病毒性脑膜炎、癫痫；成人多见于急性脑梗死、脑膜炎、肺炎、多发性神经炎等 中枢神经系统感染、肿瘤和全身免疫性疾病等均可增高

项目	参考区间	简要临床意义
脑脊液蛋白电泳	前白蛋白：0.02～0.06 白蛋白：0.55～0.65 α_1-球蛋白：0.03～0.08 α_2-球蛋白：0.04～0.09 β-球蛋白：0.04～0.09 γ-球蛋白：0.04～0.13 寡克隆区带：阴性	前白蛋白增高：脑萎缩、先天性脑积水、中枢神经系统变性疾病、多发性硬化症、帕金森病等 白蛋白增高：脑瘤、脑部血液淤滞所致脑血管通透性增加及椎管梗阻等 α_1-球蛋白和 α_2-球蛋白增高：急性细菌性脑膜炎、结核性脑膜炎急性期、脊髓灰质炎等，也可见于脑膜癌浸润或白血病浸润、脑转移瘤等 β-球蛋白：脊髓小脑变性及退行性变性、小脑萎缩等 γ-球蛋白：主要见于多发性硬化症、视神经脊髓炎等 寡克隆区带：阳性见于多发性硬化症、亚急性硬化性全脑炎、脑膜脑炎、急性感染性多神经炎、梅毒、系统性红斑狼疮、糖尿病等

项目	参考区间	简要临床意义
脑脊液免疫球蛋白电泳	IgG：19～43mg/L IgA：0～9.8mg/L IgM：0mg/L	IgG增高：多发性硬化症、亚急性硬化性全脑炎、结核性脑膜炎、脑囊虫病、重症肌无力、麻疹脑炎、系统性红斑狼疮、神经梅毒等 IgA增高：主要见于化脓性脑膜炎、脑血管病等 IgM增高：主要见于中枢神经系统感染，也可见于多发性硬化症、肿瘤、血管通透性改变等

三、神经系统疾病相关抗体检验

见"自身免疫性疾病的实验室检验"。

四、脑脊液微生物学检验

见"感染性疾病的实验室检验"。

五、神经系统肿瘤相关检验

见"肿瘤标志物的实验室检验"。

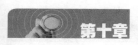

第十章 生殖系统及其疾病相关的实验室检验

一、妊娠相关的检验

项目	参考区间	简要临床意义
妊娠试验 （Pregnancy-test）	尿液 免疫胶体金法：阴性	阳性：①正常妊娠：14d左右即可出现阳性反应，在怀孕60～80d时阳性程度最强，阳性率达98%以上。②除了正常妊娠外，宫外孕、不完全流产、绒癌、恶性葡萄胎、畸胎瘤、睾丸肿瘤等也可出现阳性。该方法快速简便，但不能用于动态观察
人绒毛膜促性腺激素（HCG）	血清 化学发光法 未孕：0～10.0U/L 妊娠0.2～1周：5～50 U/L 1～2周：50～500 U/L 2～3周：100～5 000 U/L 3～4周：500～10 000 U/L	增高：①诊断早期妊娠：一般血HCG值达6 000U/L时，B超方能显示胚囊，多胎妊娠者尿HCG常高于一胎妊娠。②先兆流产：正常妊娠，其血清HCG水平应与孕周相吻合。明显低值提示胚胎-胎盘发育异常，妊娠可能难以继续，或已难免流产，保胎意义不大

（续上表）

项目	参考区间	简要临床意义
人绒毛膜促性腺激素（HCG）	4～5周：1 000～50 000 U/L 5～6周：10 000～100 000 U/L 6～8周：15 000～200 000 U/L 2～3月：10 000～100 000U/L	动态观察测量HCG过程中，其浓度继续上升，保胎成功率高。如果HCG浓度持续下降，则妊娠终止的可能性极高。③异常妊娠：HCG定量+超声波检验常可鉴别正常与异常妊娠。正常妊娠的HCG浓度在达到6 000U/L之前，通常每2～3d增加1倍。如果递增不明显或不成倍递增，应高度怀疑宫外孕。④滋养细胞疾病或肿瘤：HCG定量+超声波检验：葡萄胎、恶性葡萄胎、绒毛膜上皮癌及睾丸畸胎瘤等患者尿中HCG显著升高，可达10万到数百万U/L。如男性尿中HCG升高，要考虑睾丸肿瘤如精原细胞癌、畸形及异位HCG瘤等。⑤一般自然或人工流产后，血HCG每天递减50%，半个月内应转为正常

项目	参考区间	简要临床意义
孕酮 （PRGE）	血清 化学发光法 孕期女性： 1~3月：35.68 ~ 286.2nmol/L 4~6月：81.25 ~ 284.29nmol/L 7~9月：153.91 ~ 1 343.55nmol/L	增高：①正常妊娠；②病理意义见"性激素检验"

二、优生优育检验

项目	参考区间	简要临床意义
单纯疱疹病毒Ⅰ / Ⅱ型抗体 （HSV-Ⅰ / Ⅱ IgG/ IgM）	血清 ELISA法：阴性	IgM阳性为病毒近期感染指标，IgG阳性表示机体既往感染过病毒HSV-Ⅰ最常引起龈口炎；HSV-Ⅱ型主要通过性接触传播，引起生殖器疱疹，此型与胎儿关系密切，传播几率5%~10%，孕妇孕早期感染后会引起流产或胎儿畸形

（续上表）

项目	参考区间	简要临床意义
巨细胞病毒抗体（CMV IgG/IgM）	血清 ELISA法：阴性	CMV-IgG阳性为既往感染指标，有助于巨细胞病毒感染的诊断CMV -IgM阳性为近期感染指标，巨细胞病毒（CMV）是引起人类先天性畸形的重要原因之一，孕妇感染后病毒可通过胎盘侵袭胎儿，引起宫内感染，严重者可导致流产或死产。巨细胞病毒感染几率为30%～40%，约10%的胎儿可导致发育迟缓、小头畸形、脑积水、眼睛和听力损害、中枢神经损害
风疹病毒抗体（RV IgG/IgM）	血清 ELISA法：阴性	RV-IgG阳性为既往感染指标，有助于风疹病毒感染的诊断。RV -IgM阳性为近期感染指标。孕妇早期感染几率为70%～80%，妊娠13～30周感染母胎传播几率为10%～50%不等，妊娠36周后感染几率几乎高达100%，但先天性畸形的发生率极低。孕妇感染风疹病毒后可通过胎盘侵犯胎儿，除引起流产、死产外，活产者大约29%表现为"先天性风疹综合征"（CRS）

（续上表）

项目	参考区间	简要临床意义
弓形虫抗体（TOX IgG/IgM）	血清 ELISA法：阴性	TOX-IgG阳性为既往感染指标，有助于弓形虫感染的诊断。TOX-IgM阳性为近期感染指标。孕妇感染弓形虫体（TOX）后可通过胎盘感染胎儿，引起流产、死产、胎儿畸形、发育缺陷或增加妊娠反应，母体所带的弓形虫体也可感染新生儿或婴幼儿，可使新生儿的眼、中枢神经系统、呼吸系统、淋巴系统等受损
麻疹病毒抗体测定（Rub-IgG/IgM）	血清 ELISA法：阴性	Rub-IgM阳性为病毒近期感染指标，Rub-IgG阳性表示机体既往感染过病毒或者接种过麻疹活疫苗
地中海贫血检测	α-地中海贫血基因分型、α-地中海贫血点突变基因检测（CS、QS、WM）、β-地中海贫血基因分型（17种突变）、红细胞渗透脆性试验（地贫初筛）、葡萄糖-6-磷酸脱氢酶（G-6-PD）缺陷筛查、异常血红蛋白带、血红蛋白成分分析（碱性血红蛋白电泳，3个月外）见"第一章：贫血相关的检测指标"	

第十章　生殖系统及其疾病相关的实验室检验

211

（续上表）

项目		参考区间	简要临床意义
唐氏综合征筛查		血清 监测甲胎蛋白（AFP）和绒毛促性腺激素（HCG）和游离雌三醇（uE3）	1. 进行筛查的最佳时间是怀孕的第14~20周。唐筛检验只能帮助判断胎儿患有唐氏综合征的机会有多大，但不能明确胎儿是否患上唐氏综合征如结果为高危，还需要进一步做羊水穿刺和胎儿染色体检验才能明确诊断 2. 唐氏综合征又称21三体综合征，唐氏综合征患儿具有严重的智力障碍，先天愚型，伸舌样痴呆，生活不能自理，并伴有复杂的心血管疾病等
染色体检验	Y染色体微缺失（AZF）检测	染色体检验：正常	遗传性生精功能障碍的检测
	染色体核型分析	染色体检验：正常	生殖功能障碍者、第二性征异常者、外生殖器两性畸形者、先天性多发性畸形和智力低下的患儿及其父母染色体病的特点就是多发性畸形和智力低下、性情异常者、接触过有害物质者、婚前检验、白血病及其他肿瘤患者

三、阴道分泌物检验

项目	参考值	简要临床意义
外观	肉眼检验：正常分泌物乳白色或无色透明，略带腥味或无味	无色透明黏性白带：呈蛋清样，性状与排卵期宫颈腺体分泌的黏液相似，见于慢性宫颈内膜炎、卵巢功能失调、阴道腺病或宫颈高分化腺癌等疾病
		白色或灰黄色泡沫状白带：滴虫阴道炎，可伴有外阴瘙痒
		凝乳状白带：念珠菌阴道炎，常伴有严重外阴瘙痒或灼痛
		灰色均质鱼腥味白带：常见于细菌性阴道病
		脓样白带：色黄或黄绿，黏稠，多有臭味，滴虫或淋菌等细菌所致的急性阴道炎、宫颈炎、宫颈管炎，宫腔积脓、宫颈癌、阴道癌或阴道内异物残留亦可导致脓样白带
		血性白带：白带中混有血液，见于宫颈癌、子宫内膜癌、宫颈息肉或黏膜下肌瘤、月经期等

（续上表）

项目	参考值	简要临床意义
清洁度	显微镜法：Ⅰ～Ⅱ度为正常，Ⅲ～Ⅳ度为异常	Ⅲ～Ⅳ度多数为阴道炎，可发现阴道霉菌、阴道滴虫等病原体单纯不清洁度增高而不见滴虫、霉菌者，可见于细菌性阴道病（BV）
滴虫检验	显微镜法：阴性	阳性：滴虫性阴道炎
霉菌检验	显微镜法：阴性	阳性：霉菌性阴道炎
细菌性阴道炎（BV）	显微镜法：阴性	阳性：细菌性阴道病

四、前列腺液常规检验

项目	参考区间	简要临床意义
性状	肉眼：乳白色、稀薄	黄色、混浊黏稠：前列腺炎 红色：精囊炎、结核、结石、恶性肿瘤或按摩过重所致出血
白细胞	显微镜法：<10/HP	增高：前列腺炎
红细胞	显微镜法：<10/HP	增高：精囊炎、急性前列腺炎、前列腺癌等
卵磷脂小体	显微镜法：满视野	减少：前列腺炎

（续上表）

项目	参考区间	简要临床意义
前列腺颗粒细胞	显微镜法：少见	增高：老年人、炎症
淀粉样体	显微镜法：少见	增高：老年人
精子	显微镜法：少量或不见	增高：按摩时压迫精囊腺
滴虫	显微镜法：无	阳性：滴虫性炎症
细菌	显微镜法：无	淋病及其他细菌感染时可查到相应细菌

五、精液检验

（一）精液常规检验

项目	参考区间	简要临床意义
精液量	称量法：2～6mL	过多：>8mL，可因腺垂体促性腺激素的分泌亢进，使雄激素的水平升高所致，也见于禁欲时间过长者。量过多也可造成精子密度偏低导致不育 过少：<1.5mL为不正常，见于前列腺及精囊病变、射精管阻塞、生殖系结核、非特异性炎症、内分泌疾病等

（续上表）

项目	参考区间	简要临床意义
外观	目测法：灰白或乳白色、半透明	黄色、棕色脓样：精囊炎、前列腺炎 鲜红色、暗红色或粉红色、黑色的血性精液：精囊腺炎、前列腺结核等生殖系统的炎症、结核或肿瘤
pH值	试纸法：7.2～8.0	pH>8.0：附属性腺或附睾有急性感染疾病 pH<7.2：慢性感染性疾病、精囊功能减退、输精管阻塞
黏稠度	手工法：精液液化后拉丝 ≤2 cm	稠：见于液化不良、炎症等 中：多见于正常人群 稀：见于少精子症或无精子症患者
液化时间	镜检法：<60 min	液化时间>60 min见于精液液化不良、慢性前列腺炎症等

项目	参考区间	简要临床意义
精子浓度	镜检法：$\geq 20 \times 10^9/L$ 精子总数$>40 \times 10^6/$次	减少：精索静脉曲张，睾丸畸形、萎缩、结核、淋病、炎症等，输精管或精囊缺如，铅、镉等重金属中毒或放射性损害。连续3次检验均低下者可确定为少精子症；精液经多次离心镜检仍无精子可确诊为无精子症；假性无精子症见于淋病、附睾炎、精囊炎、丝虫病、尿道狭窄和外生殖道畸形等
精子活力	精子分析仪扫描法：A级精子$>25\%$或A+B级精子$>50\%$	降低：主要见于精索静脉曲张、生殖系非特异性感染、垂体功能低下、甲状腺功能低下、结核病、使用某些抗代谢药、抗疟疾药、其他化疗药物等
精子存活率（精子伊红染色试验）	手工计数法：$\geq 75\%$	显著降低：精子膜功能异常患者，见"精子活力"

（续上表）

项目	参考区间	简要临床意义
圆细胞	手工计数法：$<5 \times 10^6$/L	增高：精原细胞分化异常或炎症。所谓的"圆细胞"，包括泌尿生殖道的上皮细胞、前列腺细胞、生精细胞和白细胞几项数据。属于非精子细胞成分，临床上很少应用此项数据
白细胞	过氧化物酶染色法：$<1 \times 10^6$/L	增高：各种生殖器官炎症。有输精管恶性肿瘤时，可查到癌细胞
红细胞	手工计数法：$<1 \times 10^6$/L	增高：血精症、睾丸瘤、前列腺癌等
精子形态	快速巴氏染色法：正常形态精子$>15\%$	降低：畸形精子症，提示睾丸功能受损，体外受精能力下降。可见于精索静脉曲张、睾丸或附睾细菌、病毒感染、雄激素水平。异常遗传因素、饮用大量咖啡等畸形率亦增高

（二）精浆生化检验

项目	参考区间	简要临床意义
精液α-葡萄糖苷酶	葡萄糖氧化酶法：48.8~208.6U/mL	降低：输精管阻塞酶活性显著降低。测量最佳时间为禁欲后4~7d
精液中性α-葡萄糖苷酶活性测量	比色法：20~200 mU/次	降低：提示附睾分泌功能低下
精浆果糖	间苯二酚比色法：0.87~3.95g/L	降低：先天性精囊缺如、输精管或精囊发育不良引起的无精症、逆行射精者果糖为阴性。雄激素分泌不足和精囊炎时，含量降低
精浆锌定量	比色法：1.2~2.4 mmol/次	降低：可引起生育力下降、生殖器官发育不良等，最终导致睾丸萎缩、少精、弱精或死精
精浆柠檬酸定量	比色法：52~240 mmol/次	显著降低：见于急性或慢性前列腺炎。可间接反映睾丸分泌的雄激素水平
精浆卡尼汀定量	比色法：270~653 μmol/L	降低：为精子供能下降，导致精子活力下降，引起不育

（续上表）

项目	参考区间	简要临床意义
精浆弹性蛋白酶定量	比色法：<250 ng/mL	精浆弹性蛋白酶>1 000ng/mL见于男性生殖道感染，250~1 000ng/mL为可疑生殖道感染
精浆抑制素B	比色法：75~350pg/mL	直接反映睾丸的生精功能，下降见于生精功能障碍
精子顶体酶定量	分光光度法：15.29~58.15U/L	精子顶体酶活力与精子密度及精子顶体完整率呈正相关，它可反映精子质量，其活力不足，可导致男性不育
精浆酸性磷酸酶定量	对硝基苯酚法：≥200U/每次精液量	前列腺炎患者精浆酸性磷酸酶含量降低，前列腺肥大或早期前列腺恶性肿瘤者其含量增高

（三）精液免疫学检验

项目	参考区间	简要临床意义
精子膜抗体IgG混合凝集试验（MAR）	手工计数法<10%	>50%可确诊男性免疫性不育，10%~50%怀疑男性免疫性不育

六、不孕不育相关抗体检验

见"自身免疫性疾病的实验室检验"。

七、生殖系统肿瘤的检验

见"肿瘤标志物的实验室检验"。

八、生殖系统感染的检验

见"感染性疾病相关的实验室检验"。

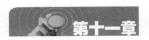

一、骨代谢指标相关的检验

项目	参考区间	简要临床意义
钙（Ca）	邻-甲酚酞络合铜法 血清： 成人：2.08～2.60mmol/L； 儿童：2.25～2.67 mmol/L 尿液： 2.5～7.5mmol/24h 原子吸收光谱法（血清）：1.6～2.1mmol/L	血清钙增高：甲状旁腺功能亢进症（伴低血磷）、维生素D过多症、多发性骨髓瘤、结节病引起肠道过量吸收钙而使血钙增高 血清钙降低：甲状腺功能减退（伴高血磷）、佝偻病与软骨病、吸收不良性低血钙、甲状腺手术摘除时伤及甲状旁腺而引起功能减退、慢性肾炎尿毒症、肾小管中维生素D_3 1-羟化酶不足、大量输入柠檬酸盐抗凝血可引起低血钙 尿钙增高：在阳光下过多暴露、高钙血症、甲状旁腺功能亢进、甲状腺功能亢进、维生素D中毒、多发性骨髓瘤、白血病、恶性肿瘤骨转移、肾小管酸中毒，以及摄入氯化钙、

项目	参考区间	简要临床意义
钙（Ca）	邻-甲酚酞络合铜法 血清： 成人：2.08～2.60mmol/L； 儿童：2.25～2.67 mmol/L 尿液： 2.5～7.5mmol/24h 原子吸收光谱法（血清）：1.6～2.1mmol/L	降钙素、皮质类固醇、生长激素、甲状旁腺激素等药物 尿钙降低：妊娠晚期、低钙血症、甲状旁腺功能低下、维生素D缺乏、肾病综合征、急性胰腺炎、骨恶性肿瘤、甲状腺功能降低，以及摄入利尿剂、雌激素、新霉素、口服避孕药等药物
无机磷（P）	钼酸盐紫外光度法 血清： 0.87～1.45mmol/L 晨尿： 13～44mmol/L或 13～42mmol/24h	血清无机磷增高：甲状旁腺功能减退症、慢性肾炎晚期（常伴有低钙）、维生素D过多症、多发性骨髓瘤及骨质疏松、骨转移癌、骨折愈合期等 血清无机磷降低：甲状旁腺功能亢进症、佝偻病或软骨病伴有继发性甲状旁腺增生、溶血性贫血、糖尿病酮症酸中毒、糖尿病、注射大量葡萄糖液、肾小管变性病变、范可尼综合征等

（续上表）

项目	参考区间	简要临床意义
无机磷（P）	钼酸盐紫外光度法 血清： 0.87～1.45mmol/L 晨尿： 13～44mmol/L或 13～42mmol/24h	尿磷增加见于：甲状旁腺功能亢进，代谢性酸中毒、痛风、软骨病、肾小管疾病（肾小管酸中毒、Fanconi综合征）、抗维生素D佝偻病、甲状腺功能亢进等 尿磷降低见于：甲状旁腺功能减退、佝偻病肾功能不全、维生素D_3缺乏时摄取高钙膳食及妊娠、哺乳期的妇女等
镁（Mg）	甲基麝香草酚蓝比色法： 血清：0.65～1.05mmol/L 尿：2.5～8.5mmol/24h 原子吸收光谱法（血清）：1.1～2.1mmol/L	血清镁增高：少尿、脱水、阿狄森氏病、糖尿病酸中毒、急性或慢性肾功能衰竭、甲状腺功能减退症、甲状旁腺功能减退症、多发性骨髓瘤、严重脱水症 血清镁降低：长期禁食、吸收不良或长期丢失胃肠液者（慢性腹泻、吸收不良综合征）、长期吸引胃液等、慢性肾炎多尿期或长期用利尿剂治疗者、甲状腺功能亢进症、甲状旁腺功能亢进症、糖尿病酸中毒、醛固酮增多

项目	参考区间	简要临床意义
镁（Mg）	甲基麝香草酚蓝比色法： 血清：0.65～1.05mmol/L 尿：2.5～8.5mmol/24h 原子吸收光谱法（血清）：1.1～2.1mmol/L	症、病毒性脑炎及局部缺血性脑病以及长期使用皮质激素治疗等 尿镁增加：摄取过多；特发性家族性Mg丧失症性肾病，Bartter综合征，肾小管性酸中毒；甲状旁腺功能亢进症，维生素D中毒，甲状腺功能亢进，原发性醛固酮症；糖尿病酮症酸中毒，利尿药 尿镁降低：呕吐，腹泻，小肠切除术后，酒精中毒；急、慢性肾功能不全；维生素D缺乏，甲状旁腺功能减退症
碱性磷酸酶（ALP）	血清 速率法	见"第二章肝脏功能检验"
骨碱性磷酸酶（BALP）	血清 热失活法： 儿童和青春期BALP85% 成人BALP30%	生理性增高：骨生长、妊娠、成长、成熟、脂肪餐后 增高：绝经后妇女BALP比ALP明显增高，绝经后和老年性骨质疏松ALP变化不明显；骨转

项目	参考区间	简要临床意义
骨碱性磷酸酶（BALP）	血清 热失活法： 儿童和青春期BALP85% 成人BALP30%	移癌、佝偻病、成骨不全症骨软化病、骨折修复愈合期、甲状腺功能亢进和甲状旁腺功能亢进等BALP和总ALP增高 降低：骨质疏松、多发性骨髓瘤BALP下降，使用皮质类固醇BALP下降
Ⅰ型胶原氨基端延长肽（P1NP）	血清 电化学发光法： 男：0~36.40ng/mL 女： 绝经前：0~30ng/mL 绝经后：0~37.1ng/mL	P1NP是骨形成的标志物，用于抗合成治疗和抗重吸收治疗的监测。骨基质主要由胶原组成，其中Ⅰ型胶原含量最多，占骨组织中有机成分90%以上，成骨细胞合成Ⅰ型前胶原，分泌到胞外后在特异性酶作用下形成PINP。PINP是骨形成更为特异和敏感的指标，不受激素影响，对患者进行激素治疗不会影响血浆中PINP水平。可用于患骨质疏松症的绝经后妇女的治疗监测

项目	参考区间	简要临床意义
β型胶原降解产物（β-CTX）	血清 电化学发光法： 男：0～0.30ng/mL 女： 绝经前：0～0.30ng/mL 绝经后：0～0.60ng/mL	β-CTX为骨吸收的标志物。在生理性或病理性（如年老或骨质疏松症）骨吸收增强时，I型胶原的降解也增高，相应的分解片段β-CTX在血中的含量随之升高。β-CTX可用于监测骨质疏松症或其他骨疾病的抗吸收治疗
N端骨钙素（N-MID）	血清 电化学发光法： 男：0～26.30ng/mL 女： 绝经前：0～31.2ng/mL 绝经后：0～41.3ng/mL	N-MID是骨转换的标志物。骨钙素由成骨细胞合成并分泌，比较稳定，不受骨吸收因素的影响。通过血清骨钙素可以了解成骨细胞的活动状态。骨钙素值随年龄的变化以及骨更新率的变化而不同。骨更新率越快，骨钙素值越高，反之降低。在原发性骨质疏松中，绝经后骨质疏松症是高转换型的，所以骨钙素明显升高；老年性骨质疏松症是低转换型的，因而骨钙素升高不明显。需注意的是甲状旁腺功能亢进性骨质疏松症中骨钙素

（续上表）

项目	参考区间	简要临床意义
N端骨钙素（N-MID）	血清 电化学发光法： 男：0~26.30ng/mL 女： 绝经前：0~31.2ng/mL 绝经后：0~41.3ng/mL	升高明显。有报道指出骨钙素与骨密度相关，骨钙素升高时，骨密度相应升高，提示此时骨形成较多，骨量增加，因此骨钙素在一定程度上可预测骨密度的量，对骨质疏松的存在做初步预测
甲状旁腺素（PTH）	化学发光法：11.1~79.5 pg/mL	增高：常见于原发性甲状旁腺功能亢进和由于肾衰、慢性肾功能不全、维生素缺乏、长期磷酸盐缺乏和低磷血征等引起的继发性甲状旁腺功能亢进。骨质疏松、糖尿病、单纯性甲状腺肿、甲状旁腺癌等也可有PTH的升高 降低：见于甲状旁腺功能低下、甲状腺功能低下、暴发性流脑、高钙血症及类风湿性关节炎患者
降钙素（CT）	见"常见肿瘤标志物（TM）的实验室检验"	

项目	参考区间	简要临床意义
1，25-二羟维生素D_3（1，25-$(OH)_2D_3$）	血清 RIA法： 成人30～80ng/L 老人25～60ng/L 孕妇130～400ng/L 儿童40～100ng/L	生理性增高：生长期和妊娠 增高：甲状旁腺功能亢进、采用氢氧化铝治疗、结节病、淋巴瘤、每天少量摄入维生素D持续一段时间或紫外线照射 降低：Ⅰ型维生素D依赖性佝偻病、严重肾功能不全等。性别依赖性低磷酸盐血症、常染色体显性遗传的低磷酸盐骨代谢疾病，1，25-$(OH)_2D_3$可正常或降低

二、骨肿瘤相关的检验

见"肿瘤标志物的实验室检验"。

三、关节腔液的检验

见"浆膜腔积液检验"。

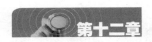 **第十二章 胃、肠、胰疾病相关的实验室检验**

一、粪便常规+潜血检验

项目	参考区间	简要临床意义
颜色	肉眼观察 棕黄色	淡黄色：乳儿便、服用大黄等 绿色：婴幼儿腹泻、服用甘汞 灰白色：胆管阻塞、服用钡剂 果酱色：阿米巴痢疾 红色：下消化道出血 黑色（柏油样）：上消化道出血及服用活性炭、铁剂等
性状	肉眼观察 成形软便	黏液便：肠炎、细菌性痢疾、急性血吸虫病、结肠癌 果酱色黏液便：阿米巴痢疾 脓血便：细菌性痢疾 鲜血便：直肠、肛门出血 水样便：消化不良、急性肠炎等 米汤样便：霍乱等 蛋花样便：婴儿消化不良

项目	参考区间	简要临床意义
白细胞	显微镜检验：无	增高：肠炎、痢疾、结肠肿瘤、息肉等
红细胞	显微镜检验：无	增高：肠炎、痢疾、结肠肿瘤、息肉、下消化道出血等
隐血试验（OB）	免疫胶体金法：阴性	阳性：消化道出血、消化道恶性肿瘤等
虫卵、原虫、包囊	显微镜检验：无	见"感染性疾病、寄生虫学检验"

二、其他检验

项目	参考区间	简要临床意义
淀粉酶（AMS）	血清 终点比色法或干化学法： 血：30～110U/L 尿：32～640U/L	增高：急性胰腺炎、流行性腮腺炎、胰腺溃疡或假性囊肿、胰腺创伤、淀粉样变、胆总管阻塞、急性阑尾炎、肾损害（肾小球滤过减少）、肺癌和卵巢癌、肺炎、唾液腺体病、糖尿病的酮尿症、大脑损伤、外科手术或巨淀粉酶血症等 降低：肝硬化、肝癌、甲状腺功能亢进、重度烧伤、肾功能障碍等

（续上表）

项目	参考区间	简要临床意义
脂肪酶 （Lipase）	血清 酶速率法：23～300U/L	增高：临床意义同淀粉酶。脂肪酶和淀粉酶单独用于胰腺诊断时，灵敏度、特异度均易受到发病时间、就诊时间等因素的影响，具有一定的局限，联合检测脂肪酶和淀粉酶，可提高对急性胰腺炎诊断的敏感度和特异度
幽门螺杆菌抗体 （HP）	血清 免疫胶体金法：阴性	阳性：幽门螺杆菌抗体阳性为机体感染幽门螺杆菌标志。见于胃炎、胃溃疡、胃癌等
胃蛋白酶原 Ⅰ／Ⅱ（PG Ⅰ／Ⅱ）	血清 ELISA法： 胃蛋白酶原Ⅰ： 67.0～200.0ug/L 胃蛋白酶原Ⅱ： 0.0～15.0μg/L Ⅰ／Ⅱ＞7.50	增高：胃溃疡初发患者PGⅠ升高明显，复发者PGⅡ升高明显。十二指肠溃疡复发患者的PGⅠ、PGⅡ均显著升高。胃癌切除术后复发患者血清PGⅠ、PGⅡ均升高 降低：PGⅠ＜70ng/mL且PGⅠ/PGⅡ＜3.0 是萎缩性胃炎的早期预示指标

项目	参考区间	简要临床意义
A组轮状病毒抗原	粪便 免疫胶体金法：阴性	阳性：A组轮状病毒感染，可引起婴幼儿急性胃肠炎

三、胃、肠、胰疾病相关自身抗体检验

见"自身免疫性疾病的实验室检验"。

四、胃、肠、胰感染的检验

见"感染性疾病相关的实验室检验"。

五、胃、肠、胰肿瘤的检验

见"肿瘤标志物的实验室检验"。

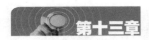

第十三章　呼吸系统疾病相关的实验室检验

一、电解质与酸碱平衡紊乱相关检验

项目	参考区间	简要临床意义
血液酸碱度 （pH）	动脉血：7.35～7.45 静脉血：7.32～7.42	pH增高：失代偿性碱中毒，危急值为7.8； pH减低：失代偿性酸中毒，危急值为6.8； pH正常：不能排除酸碱失衡，如碳酸氢盐与碳酸的比值同时按比例增高或降低，其pH不变。 单凭pH是不能区别呼吸性还是代谢性酸碱中毒
二氧化碳分压 （PCO_2）	动脉血：4.65～5.98 kPa 静脉血：5.30～7.30 kPa	增高：呼吸性酸中毒，代谢性碱中毒代偿期，危急值≥80mmHg 减低：呼吸性碱中毒，代谢性酸中毒代偿期，危急值≤10mmHg
氧分压 （PO_2）	动脉血：10.64～13.3kPa 静脉血：4.0～6.7kPa	PO_2是缺氧的敏感指标 减低：肺部通气和换气功能障碍 增高：输氧治疗过度

项目	参考区间	简要临床意义
二氧化碳总量（TCO_2）	动脉血：23～27mmol/L 静脉血：24～29mmol/L	增高：代谢性碱中毒、代谢性碱中毒合并呼吸性酸中毒 减低：代谢性酸中毒、代谢性酸中毒合并呼吸性碱中毒
二氧化碳结合力（CO_2-CP）	滴定法： 儿童：18～27mmol/L 成人：22～31mmol/L	增高：代谢性碱中毒、呼吸性酸中毒 减低：代谢性酸中毒、呼吸性碱中毒
标准碳酸氢盐（SB）	动脉血：21.3～24.8mmol/L	增高：代谢性碱中毒 减低：代谢性酸中毒
实际碳酸氢盐（AB）	动脉血：21.4～27.3mmol/L	增高：代谢性碱中毒 减低：代谢性酸中毒
AB／SB比值	AB/SB=1	增高：AB>SB为呼吸性酸中毒 减低：AB<SB为呼吸性碱中毒

第十三章　呼吸系统疾病相关的实验室检验

项目	参考区间	简要临床意义
血液缓冲碱 （BB）	动脉血：$45.3 \sim 52$mmol/L	增高：代谢性碱中毒 减低：代谢性酸中毒
碱剩余 （BE）	$-3 \sim +3$mmol/L	增高：代谢性碱中毒 减低：代谢性酸中毒
血氧含量 （O_2CT）	动脉血：$6.7 \sim 9.8$ mmol/L	主要反映与血红蛋白结合的氧量，判断呼吸功能与缺氧程度 减低：表示缺氧
血氧饱和度 （$SatO_2$）	动脉血：$91.9\% \sim 99\%$	了解血红蛋白氧合程度和血红蛋白系统缓冲能力的指标，受 PO_2和 pH 的影响。主要取决于氧分压，故间接反映PaO_2的大小 $SatO_2 < 90\%$ 表示呼吸衰竭，$SatO_2 < 80\%$（相当$PaO_2 < 6.65$kPa）表示严重缺氧
血红蛋白 50%氧饱和度时氧分压 （P50）	动脉血：$3.32 \sim 3.86$kPa	反映血液运输氧能力及Hb对O_2的亲和力 增高：氧解离曲线右移，Hb 易释放氧 减低：氧解离曲线左移，Hb 易结合氧

项目	参考区间	简要临床意义
肺泡–动脉氧分压差（A-aDO$_2$）	动脉血： 0.66~2.00 kPa	肺泡–动脉氧分压差是判断换气功能正常与否的一个依据，在心肺复苏中，它是反映预后的一项重要指标 增高：显著增高表示肺氧合功能障碍，如肺不张，呼吸窘迫综合征。中度增高表示低氧血症如慢性阻塞性肺部疾病
阴离子隙（AG）	AG（mmol/L）=Na$^+$ -（Cl$^-$+HCO$_3^-$） 8~16 mmol/L	应用AG数值可判断多重性酸碱失衡类型 1. AG增加型代酸：特点是AG增高与AB降低相一致，而血Cl$^-$正常，故又称为正常血氯型代酸 2. AG正常型代酸，特点是AG正常，AB下降与血Cl增高相一致，故又称高氯型代酸 3. 混合型代酸，特点是AG增高，血Cl增高，AB降低 减低：见于代谢性碱中毒。临床表现为低白蛋白血症，原因为肠液丢失、肝硬化、脾大、肾衰、甲状腺功能亢进等

（续上表）

项目	参考区间	简要临床意义
氧合血红蛋白（HbO_2）	动脉血：94%～97%	降低：失血或怀孕等原因所致的血红蛋白可利用度下降
碳氧血红蛋白（HbCO）	动脉血：0.5%～1.5%	指血红蛋白与一氧化碳共价结合的血红蛋白。一氧化碳对血红蛋白的亲和力比氧与血红蛋白的亲和力大210～230倍。血红蛋白携带一氧化碳，而不带氧，机体就会缺氧。这就是煤气中毒的原因
高铁血红蛋白（MetHb）	动脉血：0～2%	MetHb的Fe^{2+}离子被氧化成Fe^{3+}，它不能结合氧，高铁Hb血症会产生缺氧和紫绀 胎儿和含有大量胎儿血红蛋白（FHb）的个体因更易转化为MetHb而易产生高铁血红蛋白血症 如果高铁血红色素MetHb值超过总血红蛋白的3%则表明中毒 大量的化学物质可引起高铁血红色素MetHb形成

项目	参考区间	简要临床意义
还原血红蛋白（FHHB）	动脉血：1%～5%	血中未氧化的血红蛋白量。它是可以正常结合氧的血红蛋白，但由于某些原因没有与氧结合 升高：由于肺通气或扩散不足导致没有充分的氧转运至血红蛋白与之结合。意味着血液循环经过肺时没有被氧合
钾（K^+）	间接离子选择电极法： 血清：3.5～5.3mmol/L 尿：25～125mmol/24h	血清钾增高：肾上腺皮质功能减退症、急性或慢性肾功能衰竭、休克、组织挤压伤、重度溶血、口服或注射含钾液过多等 血清钾降低：严重腹泻、呕吐、肾上腺皮质功能亢进、服用利尿剂、胰岛素的应用、钡盐与棉籽油中毒、家族性周期性麻痹、大剂量注射青霉素等 尿钾增高：饥饿初期、库欣氏综合征、原发性或继发性醛固酮增多症、肾性高血压、糖尿病酮症、原发性肾脏疾病，以及摄入促肾上腺皮质激素、两性霉素B、庆大霉素、青霉素、利尿剂等药物

（续上表）

项目	参考区间	简要临床意义
钾（K^+）	间接离子选择电极法： 血清：3.50～5.20mmol/L 尿：25～125mmol/24h	尿钾降低：艾迪生病、严重肾小球肾炎、肾盂肾炎、肾硬化、急性或慢性肾功能衰竭，以及摄入麻醉剂、肾上腺素、丙氨酸、阿米洛利等药物
钠（Na^+）	间接离子选择电极法 血清：137～147mmol/L 尿：130～260mmol/24h	血清钠降低：①胃肠道失钠：可见幽门梗阻、呕吐、腹泻、胃肠道、胆管、胰腺手术后造瘘引流等；②尿钠排出增多：见于严重肾盂肾炎，肾小管严重损伤，肾上腺皮质功能不全，糖尿病，应用利尿剂治疗等；③皮肤失钠：大量出汗时，只补充水分而不补充钠。大面积烧伤，创伤；④抗利尿激素过多：肾病综合征的低蛋白血症，肝硬化腹水，右心衰时有效血容量降低等可引起抗利尿激素增多，血钠被稀释 血清钠增高：①肾上腺皮质功能亢进，如库欣氏综合征，原发性醛固酮增多症，由于皮质

项目	参考区间	简要临床意义
钠（Na^+）	间接离子选择电极法 血清：137～147mmol/L 尿：130～260mmol/24h	激素的排钾保钠作用，使肾小管对钠的重吸收增加，出现高血钠；②严重脱水：体内水分丢失比钠丢失多时发生高张性脱水；③中枢性尿崩症时ADH分泌量减少，尿量大增，如供水不足，血钠增高 尿钠增高：见于急慢性肾功能衰竭、严重的肾小管损害、肾盂肾炎、肾病综合征、肾上腺皮质功能不全、服用利尿剂等 尿钠降低：见于肾上腺皮质功能亢进，如库欣氏综合征、原发性醛固酮增多症、慢性肾功能衰竭晚期少尿或无尿
氯化物（Cl^-）	间接离子选择电极法： 血清：99～110mmol/L 尿：170～250 mmol/24h	血清氯化物增高：高钠血症、失水大于失盐、高氯血性代谢性酸中毒、过量注射生理盐水等

（续上表）

项目	参考区间	简要临床意义
氯化物（Cl⁻）	间接离子选择电极法： 血清：96～108mmol/L 尿：170～250 mmol/24h	血清氯化物降低：氯化钠的异常丢失或摄入减少，如严重呕吐，腹泻，胃液、胰液或胆汁大量丢失，长期限制氯化钠的摄入，阿狄森病，抗利尿素分泌增多的稀释性低钠，低氯血症 尿液氯化物增多：服用某些药物，如双氢克尿塞、速尿、利尿酸钠等利尿药物 尿液氯化物减少：肾上腺皮质功能减退、慢性肾炎

二、呼吸系统肿瘤的检验

见"肿瘤标志物的实验室检验"。

三、呼吸系统感染性疾病相关的其他检验

见"感染性疾病相关的实验室检验"。

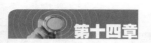

一、主要系统感染相关的检验

（一）呼吸系统及胸膜感染相关检验

病原体		标本	检查内容	检查方法	简要临床意义
寄生虫	肺吸虫	痰、皮下结节	肺吸虫卵	直接涂片法、皮内试验、补体结合试验	肺吸虫病
	蛔虫	痰、血液	蛔蚴、虫卵	血细胞分类检查、痰涂片、X线检查	胸痛、胸闷、咽痒、荨麻疹、肺脓肿、肺栓塞
	血吸虫	血液、粪便	血吸虫卵	直接涂片法、虫卵毛蚴孵化法、免疫学检查（皮内试验、血清中特异性抗体检测、循环抗原检测）	肺血吸虫病

（续上表）

病原体		标本	检查内容	检查方法	简要临床意义
寄生虫	弓形体	血液、脑脊液、活组织	弓形体	直接涂片法、免疫学检查、影像学检查	弓形体病：支气管肺炎、非典型肺炎和合并心血管病变
	阿米巴	痰、支气管肺泡灌洗液、粪便	阿米巴原虫	直接涂片法、血清学检查	肺和胸膜阿米巴病、肺脓肿、胸膜炎及脓胸
	卡氏肺孢子虫	痰、支气管抽取物、经脾肺穿刺	包囊、滋养体	直接涂片法、免疫学诊断（测抗体）	肺炎、胸痛气短、肺萎缩、纤维化
	细粒棘球幼绦虫	痰液、尿液、腹水、或胸水	棘球蚴	直接镜检、胸部X线检查	肺包虫病

	病原体	标本	检查内容	检查方法	简要临床意义
细菌	普通细菌	痰、胸腹水、下呼吸道分泌物	溶血性链球菌、金黄色葡萄球菌、肺炎克雷伯菌、铜绿假单胞菌、百日咳鲍特菌、嗜肺军团菌、流感嗜血杆菌、白喉棒状杆菌等病原菌 抗原，抗体，核酸序列	直接涂片染色镜检、需氧培养鉴定、血清学试验、分子生物学技术（PCR、分子杂交、16Sr RNA序列分析、质谱分析）	肺炎、肺脓肿
	结核杆菌	痰、下呼吸道分泌物、胸腹水	结核分枝杆菌	直接涂片染色镜检、分离培养鉴定、血清学试验、免疫学检查、分子生物学技术（PCR）	肺结核

（续上表）

病原体	标本	检查内容	检查方法	简要临床意义
细菌	厌氧菌	口腔主要为消化球菌、消化链球菌、梭杆菌属、韦荣球菌属、类杆菌及真杆菌属等；下呼吸道主要有消化链球菌、产黑色素P菌、梭杆菌属、梭菌属和脆弱类杆菌抗体，核酸序列	病原学检查（培养与鉴定）；气相色谱与离子色谱分析细菌代谢产物和细胞成分；免疫学检查（荧光抗体技术）、分子生物学技术（PCR、分子杂交、16Sr RNA序列分析、质谱分析）	多为混合感染；表现为牙髓炎、根尖周或牙龈脓肿、下颌周腔隙感染、扁桃体炎、扁桃体周围脓肿、咽峡炎、颈静脉血栓性静脉炎、咽峡炎、慢性鼻旁窦炎、慢性中耳炎、乳突炎；吸入性肺炎、肺脓肿、脓胸

纤维支气管镜获取的下呼吸道标本、经气管直接穿刺抽取物、牙龈脓液

	病原体	标本	检查内容	检查方法	简要临床意义
真菌	新型隐球菌	脑脊液、痰、支气管吸出物	新型隐球菌抗体、核酸序列	直接涂片墨汁染色镜检、抗原抗体检测、核酸检测、分离培养与鉴定、ITS序列分析	肺炎、胸膜炎、脑及脑膜炎
	其他真菌	脑脊液、痰、分泌物、组织液、血液、体液、病损组织	念珠菌、曲霉菌、毛霉菌核酸序列	直接涂片染色镜检、分离培养鉴定、血清学试验、基因诊断技术、ITS序列分析	肺炎、胸膜炎、脑及脑膜炎
病毒	单纯疱疹病毒	脑脊液、痰、唾液、粪便、血清	单纯疱疹病毒抗原、抗体、核酸序列	直接显微镜检测、病毒分离和鉴定、血清学检测、抗原检测、病毒核酸检测	间质性肺炎、坏死性单纯疱疹病毒性气管炎、单纯疱疹病毒性食道炎

	病原体	标本	检查内容	检查方法	简要临床意义
病毒	带状疱疹病毒	疱疹液、疱疹底基部和活检组织、脑脊液、血清	病毒抗体、抗原、核酸序列	直接显微镜检测、病毒分离和鉴定、血清学检测、抗原检测、病毒核酸检测	水痘肺炎、支气管炎、细支气管炎、间质性肺炎
	巨细胞病毒	唾液、支气管肺泡灌洗液、血液、尿液、生殖道分泌物、羊水、乳汁	病毒抗体、抗原、核酸序列	直接显微镜检测、病毒分离和鉴定、血清学检测、抗原检测、病毒核酸检测	巨细胞病毒间质性肺炎、致胎儿和新生儿巨细胞包涵体病、先天性畸形、Kaposi肉瘤等

病原体		标本	检查内容	检查方法	简要临床意义
病毒	肠道病毒	咽拭子及肛拭子、痰、血液、粪便、患者血液及各种体液	病毒抗体、抗原、核酸序列	直接显微镜检测、病毒分离和鉴定、血清学检测、抗原检测、病毒核酸检测	呼吸道感染症状、病毒性肺炎、脑膜炎、脑膜脑炎、心肌炎
	冠状病毒	唾液、支气管肺泡灌洗液、血液、咽拭子、	病毒抗原、抗体、核酸序列	分离培养和鉴定、抗原抗体检测、病毒核酸检测、	急性呼吸系统综合征、病毒性肺炎
螺旋体		血液、脑脊液、皮肤样本、组织	钩端螺旋体、伯氏疏螺旋体抗体，核酸序列	病原学检查、血清学检查、分子生物学检查	肺弥漫性出血，神经系统损害表现为脑膜炎、颅神经炎、神经根炎与末梢神经炎

病原体	标本	检查内容	检查方法	简要临床意义
立克次体	血液、活检组织	立克次体、抗体核酸序列	血清学试验、外斐反应、分子生物学检查、动物接种	立克次体血症
衣原体	咽分泌物、痰、呼吸道黏膜或血清	肺炎衣原体、沙眼衣原体、鹦鹉热衣原体抗体，核酸序列	涂片GZmesa染色镜检原体与始体、快速抗原检测、衣原体分离、血清学和分子生物学技术	衣原体肺炎：主要引起呼吸道和肺部感染
支原体	咽拭子、血液	肺炎支原体，抗原，抗体，核酸序列	形态学检查、培养、抗原检测、血清学、分子生物学技术	支气管炎、毛细支气管炎、间质性肺炎

（二）血液、心血管循环系统感染相关检验

	病原体	标本	检查内容	检查方法	简要临床意义
寄生虫	疟原虫	血液	环状体、滋养体、裂殖体、抗原、抗体	薄血片或厚血片染色镜检法、免疫学诊断（循环抗体、循环抗原检测）、分子生物学技术（PCR、核酸探针）	间日疟、恶性疟、三日疟
	杜氏利什曼原虫	骨髓、淋巴结穿刺液	无鞭毛虫体	穿刺液或血涂片染色镜检法	黑热病：表现为长期不规则发热，肝脾肿大，脾大更为显著

（续上表）

	病原体	标本	检查内容	检查方法	简要临床意义
寄生虫	弓形体	血液、脑脊液	速殖子、包囊抗体	直接镜检法、动物接种法、皮肤试验、血清学试验（Sabin-Feldman染色试验、间接荧光抗体、间接血凝试验、酶联免疫吸附试验等）	弓形体病：主要表现为全身感染中毒症状和中枢神经系统病变
	锥虫	血液	锥鞭毛体抗体	血涂片染色法、免疫学诊断法（补体结合试验、间接荧光抗体试验、间接血凝试验及酶联免疫吸附试验）	锥虫性心肌炎或心内膜炎
	溶组织内阿米巴	心包液	阿米巴原虫	心包穿刺液染色镜检与培养	阿米巴心包炎

病原体		标本	检查内容	检查方法	简要临床意义
寄生虫	钩虫	粪便	虫卵钩蚴	直接涂片法、饱和盐水浮聚法钩蚴培养法	钩虫性贫血性心脏病
	旋毛虫	心肌	旋毛虫幼虫抗体	肌肉活检、环蚴沉淀实验、酶联免疫吸附试验、皮内试验	旋毛虫性心肌炎、急性动脉内膜炎、全身性血管炎
	班氏丝虫/马来丝虫	血液、乳糜尿、淋巴液	微丝蚴、抗体	厚血膜法（血栓微丝蚴）、抗体检测（间接血凝试验、酶联免疫吸附试验等）	丝虫性心包炎、淋巴管／淋巴结炎、象皮肿、乳糜尿、睾丸鞘膜积液

	病原体	标本	检查内容	检查方法	简要临床意义
寄生虫	肺吸虫	脑脊液、心包液、痰液	肺吸虫卵抗体	直接涂片法、免疫学检查（皮内试验、酶联免疫吸附试验、斑点法酶联免疫吸附试验、补体结合试验等）	心包型肺吸虫性病、神经系统型肺吸虫病
	血吸虫	粪便、血液、脑脊液	血吸虫卵抗原、抗体	直接涂片法、虫卵毛蚴孵化法、免疫学检查（皮内试验、血清中特异性抗体检测、循环抗原检测）	异位血吸虫病：脑、脊髓、心包
	猪带绦虫	脑脊液	囊尾蚴抗原、抗体	直接涂片法、离心沉淀法、免疫学检查（酶联免疫吸附试验、间接荧光抗体试验、抗原检测）	CNS囊虫病（无症状型、脑实质型、蛛网膜下腔型、脑室型、脊髓型）

（续上表）

病原体			标本	检查内容	检查方法	简要临床意义
寄生虫	细粒棘球绦虫	棘	胸膜积液、腹水、尿	棘球蚴抗体	直接涂片法、离心沉淀法、免疫学检查（酶联免疫吸附试验、间接血凝试验、ABC-酶联免疫吸附试验）	包虫病
细菌	普通细菌		血液、胸腹腔液、心包液	相应病原菌体相关抗体、特异性核酸序列	直接涂片革兰染色镜检、分离培养鉴定、血清学试验、基因诊断技术（核酸杂交、PCR技术、16Sr RNA序列分析、芯片技术）	毒血症、脓毒血症、感染性心内膜炎、心包炎

	病原体	标本	检查内容	检查方法	简要临床意义
细菌	结核杆菌	血液、胸腹腔液、心包液	结核分枝杆菌抗原、抗体、基因	涂片抗酸染色镜检、细菌培养、动物接种、抗原检测、血清学检查、分子生物学技术（PCR技术）	全身粟粒性结核病
	厌氧菌	血液、胸腹腔液、心包液	类杆菌、梭菌、消化链球菌、优杆菌、梭杆菌、放线菌等	病原学检查（培养与鉴定）；气相色谱与离子色谱分析细菌代谢产物和细胞成分；免疫学检查（荧光抗体技术能成功地识别各种厌氧菌）、分子生物学技术（PCR、16S rRNA序列分析、分子杂交、质谱分析）	多为混合感染血症或败血症心内膜炎

病原体		标本	检查内容	检查方法	简要临床意义
真菌	新型隐球菌	血液、脑脊液	新型隐球菌抗原、抗体	涂片墨汁染色、乳胶凝集试验、隐球菌抗原检查、ITS序列分析	隐球菌菌血症、新型隐球菌心肌炎、新型隐球菌脑膜炎
	其他真菌	血液	念珠菌、曲霉菌、毛霉菌核酸序列	涂片镜检、沙氏培养基培养、芽管形成试验、生化试验鉴定、ITS序列分析	心血管系统念珠菌病、念珠菌血症、急性和慢性播散性念珠菌病

（续上表）

病原体	标本	检查内容	检查方法	简要临床意义
病毒 肠道病毒、风疹病毒、流感病毒、肝炎病毒、单纯疱疹病毒、人类免疫缺陷病毒	血液、心包积液	柯萨奇病毒、孤儿病毒、脊髓灰质炎病毒、风疹病毒、流感病毒、肝炎病毒、单纯疱疹病毒、人类免疫缺陷病毒 核酸序列	病毒分离，血清学检查（抗原、抗体）、特异性蛋白检测\分子生物技术（核酸检测）	心肌炎、心包膜炎

（续上表）

病原体		标本	检查内容	检查方法	简要临床意义
病毒	巨细胞病毒	脑脊液、血液	病毒分离、CMV-IgG和CMV-IgM抗体、核酸序列	成纤维细胞培养观察细胞病变；镜检巨大细胞及核内包涵体；应用PCR扩增磷蛋白抗原pp65、病毒的DNA；血清学（中和试验、酶联免疫吸附试验、免疫荧光检测血清IgM、IgG抗体）	致胎儿和新生儿巨细胞包涵体病、先天性畸形、Kaposi肉瘤等
螺旋体		血液	伯氏疏螺旋体抗体、核酸序列	病原学检查（直接检查和分离培养螺旋体）；血清学检查（检测特异性抗体IgG和IgM）；分子生物学技术（PCR检测）	主动脉炎、主动脉瓣闭锁不全、主动脉瘤

（续上表）

病原体	标本	检查内容	检查方法	简要临床意义
立克次体	血液	普氏立克次体、莫氏立克次体、立克次氏立克次体、恙虫病立克次体抗体、核酸序列	外斐试验、病原体的分离、免疫学检查[补体结合试验和微量凝集试验，间接荧光抗体试验、酶联免疫吸附试验、固相放射免疫测定（SPRLA）、乳胶凝集试验、间接血凝试验、免疫电镜]、PCR检测	流行性斑疹伤寒、鼠型斑疹伤寒、恙虫病和Q热基本病理改变部位在血管，伴有全身实质性脏器的血管周围广泛病变

（三）消化系统感染相关检验（肝、胆、胰腺、腹腔、胃肠道及肛门感染）

	病原体	标本	检查内容	检查方法	简要临床意义
寄生虫	溶组织内阿米巴	粪便、血液	阿米巴滋养体抗体	粪便检查、免疫学检查	肠阿米巴病，病变在结肠，痢疾样症状；肠外阿米巴病
	杜氏利什曼原虫	骨髓涂片	利杜体	骨髓涂片	黑热病：长期不规则发热，肝脾肿大等
	结肠小袋纤毛虫	粪便、病变组织	包囊或滋养体	直接涂片法、苏木素染色法、人工培养	结肠小袋纤毛虫痢疾
	蓝氏贾第鞭毛虫	粪便、十二指肠液、小肠活组织	包囊或滋养体	直接涂片镜检、碘液染色法	引起腹痛、腹泻和吸收不良等症状，又称旅游者腹泻

（续上表）

	病原体	标本	检查内容	检查方法	简要临床意义
寄生虫	隐孢子虫	粪便、血液	卵囊抗体、基因序列	直接涂片染色、改良抗酸染色法、金胺酚—改良抗酸染色法、基因检测（PCR和DNA探针技术）、免疫技术（IFAT、ELISA和酶联免疫印迹试验）	腹泻常并发肠外器官隐孢子虫病，如呼吸道和胆管感染
	钩虫	粪便、血液	虫卵抗体	粪便常规、血清抗体筛查	小肠黏膜常有点片状出血，有贫血和消化系统症状

病原体		标本	检查内容	检查方法	简要临床意义
寄生虫	蛔虫	粪便、血液	虫卵抗体	粪便常规、血清抗体筛查	肠蛔虫症，甚至引起肠梗阻，穿孔引起腹膜炎、急性胰腺炎、肝脓肿胆管或胆囊炎等并发症
	蛲虫	粪便、血液	虫卵抗体	棉签拭子法或透明胶纸粘贴法	肛门周围和会阴部奇痒

（续上表）

病原体		标本	检查内容	检查方法	简要临床意义
寄生虫	链状带绦虫（猪带绦虫）	粪便、皮肤结节活检	虫卵、孕节或头节、囊尾蚴	直接涂片镜检、厚涂片镜检、沉淀法、浮聚法、透明胶纸法、肛门拭子直接检查，皮下结节活检	猪带绦虫病：有腹痛、恶心、消化不良、腹泻、体重减轻，虫数多时偶可发生肠梗阻
	肥胖带吻绦虫（牛带绦虫）	粪便	虫卵、孕节或头节		牛带绦虫病：与猪带绦虫病症状相似
	细粒棘球绦虫	血液	细粒棘球绦虫抗体	皮内试验、免疫学 ELISA	肝棘球蚴病（包虫病）：多位于肝右叶

（续上表）

病原体		标本	检查内容	检查方法	简要临床意义
寄生虫	微小膜壳绦虫	粪便	虫卵或孕节	直接涂片法、厚涂片法、沉淀法、浮聚法	短膜壳绦虫病（胃肠道症状表现与十二指肠溃疡相似）
	缩小膜壳绦虫	粪便	虫卵或孕节	直接涂片镜检、集卵法	长膜壳绦虫病（胃肠道症状）
	阔节裂头绦虫	粪便	虫卵		无明显症状，少有疲倦、乏力、四肢麻木、腹泻或便秘及饥饿感，嗜食盐等较轻微症状

（续上表）

	病原体	标本	检查内容	检查方法	简要临床意义
寄生虫	血吸虫	粪便、血液	血吸虫卵、抗原、抗体	直接涂片法、虫卵毛蚴孵化法、免疫学检查（皮内试验、血清中特异性抗体检测、循环抗原检测）	肝脾肿大，甚至肝硬化与腹水
	肺吸虫	痰液、粪便、腹水	肺吸虫卵	直接涂片法、集卵法	肝脓肿：虫体侵犯肝可导致嗜酸性肝脓肿，导致肝损害
	华支睾吸虫	粪便	虫卵	直接涂片法、集卵法	肝吸虫病（胆管炎、胆囊炎、胆石症，少数发展为肝硬化）

	病原体	标本	检查内容	检查方法	简要临床意义
寄生虫	肝片吸虫	粪便、十二指肠液	虫卵	直接涂片法、集卵法	造成胆管阻塞、肝实质变性、黄疸等
	姜片虫	粪便、血液	虫卵	直接涂片法、集卵法	腹痛腹泻、消化功能紊乱、营养不良
细菌	普通细菌	粪便、腹腔液、胆汁、呕吐物、血液等	霍乱弧菌、副溶血弧菌、沙门氏菌、志贺氏菌、小肠结肠炎耶尔森菌、拟态弧菌、河流弧菌、气单胞菌、邻单胞菌、弯曲菌、蜡样芽孢杆菌等核酸序列	细菌培养与生化鉴定、分子生物学技术（核酸杂交、PCR技术、DNA芯片又称基因芯片技术、16S rRNA序列分析、质谱分析）	肠道内感染（胃肠炎、肠热证、痢疾、腹泻、腹膜炎）肠道外感染，可引起胆囊炎腹腔脓肿及腹膜炎菌血症或败血症等

（续上表）

病原体		标本	检查内容	检查方法	简要临床意义
细菌	幽门螺杆菌	血清、胃液、胃黏膜活检	幽门螺杆菌抗体、代谢产物、核酸序列	血清学实验（抗体）、代谢产物检测（C14呼气实验）、细菌培养鉴定、分子生物学技术（PCR技术、质谱分析）	胃炎、胃溃疡、胃癌等有关
	炭疽芽孢杆菌	病变部位	炭疽芽孢杆菌	直接涂片染色镜检、分离培养鉴定、血清学试验、分子生物学技术（核酸杂交、PCR技术、DNA芯片又称基因芯片技术、16S rRNA序列分析、质谱分析）	肠炭疽少见，皮肤肺部炭疽
	巴斯德菌属	血液、骨髓、痰液及分泌物	巴斯德菌属核酸序列		引起阑尾脓肿、腹膜炎、肝脓肿及消化系统外感染（肺部感染、菌血症、脑膜炎脓肿等）

	病原体	标本	检查内容	检查方法	简要临床意义
细菌	结核分枝杆菌	痰液或病变组织	结核杆菌抗体、核酸序列	涂片染色镜检、分离培养鉴定、血清学检查、分子生物学技术（PCR技术、质谱分析）	肠结核、结核性腹膜炎
	放线菌属	脓汁痰液组织中硫黄样颗粒	放线菌、星形诺卡菌、核酸序列	直接涂片染色镜检、分离培养鉴定、分子生物学技术（核酸杂交、PCR技术、16S rRNA序列分析、质谱分析）	腹腔感染、腹膜炎
	诺卡菌属				

（续上表）

	病原体	标本	检查内容	检查方法	简要临床意义
细菌	厌氧菌	不接触正常菌群的病灶脓液	脆弱类杆菌、产气荚膜梭菌、厌氧球菌、难辨梭状芽孢杆菌、脆弱类杆菌、消化链球菌和消化球菌、真杆菌核酸序列、代谢产物、抗体	病原学检查（培养与鉴定）、气相色谱与离子色谱分析细菌代谢产物和细胞成分、免疫学检查（荧光抗体技术能成功地识别各种厌氧菌、分子生物学技术（PCR、分子杂交、16S rRNA序列分析、质谱分析）	常与兼性菌混合感染。急性食物中毒性感染、伪膜性肠炎、阑尾炎，胆管感染、肝脓肿、腹腔内感染、坏死性肠炎、腹泻

病原体		标本	检查内容	检查方法	简要临床意义
真菌	酵母菌	病变组织、分泌物、排泄物	病原菌、抗原、代谢产物、核酸序列	病原学检查（直接镜检、组织活检、培养鉴定）、抗原检测（烯醇化酶、甘露聚糖、Cand-Tec）、代谢产物（G实验、GM实验、化学分析法、色谱法）、分子生物学技术（PCR、分子杂交、ITS序列分析、质谱分析、基因芯片）	酵母菌性肠炎
	曲霉				曲霉病
	马内菲青霉				肝脾肿大、肝脓肿
	毛霉				胃肠道感染

（续上表）

病原体		标本	检查内容	检查方法	简要临床意义
胃肠系统病毒	轮状病毒	粪便	病毒、抗原、基因序列	电镜、免疫学电镜、免疫学检测抗原、分子生物学检测	急性病毒性肠炎、腹泻
	嵌杯病毒				
	星状病毒				
	肠道腺病毒				

病原体		标本	检查内容	检查方法	简要临床意义
胃肠系统病毒	脊髓灰质炎病毒	粪便、血液、脑脊液、皮肤或黏膜病变组织	病毒颗粒、抗原、抗体、核酸序列	病毒分离（组织培养、动物接种）、抗原检测（免疫荧光、酶联免疫吸附）、抗体检测（中和试验、补体结合试验和血凝抑制试验）、分子生物学检测（基因芯片）	腹泻、手足口病、急性出血性结膜炎或肠外组织病变等
	柯萨奇病毒				
	埃可病毒				
	新型肠道病毒				

病原体		标本	检查内容	检查方法	简要临床意义
肝炎病毒	甲型肝炎病毒	血液、粪便	（甲型肝炎、乙型肝炎、丙型肝炎、丁型肝炎、戊型肝炎、庚型肝炎）病毒颗粒抗原、抗体、核酸序列	血清学检测（抗原、抗体）、分子生物学检测（RT-PCR、PCR）	病毒性肝炎：急性肝炎、慢性肝炎、重型肝炎（急性、亚急性、慢性）、淤胆型肝炎、肝炎肝硬化。其中甲型肝炎病毒、戊型肝炎不转为慢性
	戊型肝炎病毒				
	乙型肝炎病毒	血液			
	丙型肝炎病毒				
	丁型肝炎病毒				
	庚型肝炎病毒				

病原体		标本	检查内容	检查方法	简要临床意义
螺旋体	钩端螺旋体	虫体、血液	螺旋体鉴定	暗视野镜检、镜下凝集实验	黄疸出血型，肝脾肿大
	回归热包柔体	血液、骨髓、脑脊液	包柔体	染色找包柔体	腹泻腹痛以及肝脾肿大等症状
	普氏立克次体	血液	抗体、核酸序列	血清学检查（外斐反应、抗体检测），分子生物学技术（PCR）	流行性斑疹伤寒：肝脾肿大等
	莫氏立克次体				地方性斑疹伤寒：胃肠道症状，肝脾肿大等

（四）泌尿、生殖系统感染及性病相关检验

病原体		标本	检查内容	检查方法	简要临床意义
寄生虫	阴道毛滴虫	阴道分泌物、尿液	虫体	生理盐水涂片法；离心沉淀查虫体；肝浸汤培养法	滴虫性阴道炎、尿道炎及前列腺炎
	肾膨结线虫	尿液	虫体、虫卵	沉淀涂片镜检法	肾膨结线虫病
	埃及血吸虫	尿液	虫卵	膀胱活检查虫卵、免疫学检查（皮内试验、血清中特异性抗体检测、循环抗原检测）	膀胱血吸虫病
	包虫	尿液	棘球蚴原节头抗原、抗体	沉淀涂片镜检法、血清学检查（间接红细胞凝集试验、酶联免疫吸附试验）	泌尿生殖系（肾、膀胱、精索、睾丸等）棘球蚴病

	病原体	标本	检查内容	检查方法	简要临床意义
真菌	真菌	分泌物、血液	菌丝、孢子核酸序列	直接显微镜检查、抗原检测、分离培养及鉴定、核酸检测、ITS序列分析	生殖系统炎症
细菌	普通细菌	尿液	革兰阴性菌、革兰阳性菌，核酸序列	革兰染色镜检、生化鉴定、质谱鉴定、基因芯片、16Sr RNA序列分析	泌尿系统炎症
	结核杆菌	尿液	结核杆菌、核酸序列菌	涂片抗酸染色镜检、培养与鉴定、质谱鉴定、PCR技术	尿路结核

	病原体	标本	检查内容	检查方法	简要临床意义
细菌	厌氧菌	不接触正常菌群的病灶脓液	厌氧链球菌、类杆菌、梭杆菌、梭菌、放线菌 核酸序列	病原学检查（厌氧菌培养与常规鉴定）、气相色谱（与离子色谱）分析细菌代谢产物和细胞成分、免疫学检查（荧光抗体技术能成功地识别各种厌氧菌）、分子生物学技术（PCR、分子杂交、16Sr RNA序列分析、质谱分析）	常与兼性菌混合感染，外阴阴道脓肿、输卵管炎、盆腔脓肿、子宫内膜炎、产褥热、感染性流产；泌尿系统炎症（尿道炎、尿道周围蜂窝组织炎和脓肿、尿道球腺炎、膀胱炎、前列腺炎、迁徙性肾脏感染、肾周脓肿、肾盂积脓、腹膜后积脓、肾切除伤口感染、尿路各部位气性坏疽、睾丸脓肿等）

病原体		标本	检查内容	检查方法	简要临床意义
细菌	淋病奈瑟菌	分泌物	淋病奈瑟菌核酸序列	直接显微镜检查、分离培养及鉴定、核酸检测	淋病、不育
	杜克嗜血杆菌	分泌物、脓液	杜克嗜血杆菌核酸序列	直接显微镜检查、分离培养及鉴定、PCR技术	软下疳
	阴道加德纳菌	阴道分泌物	阴道加德纳菌核酸序列	直接显微镜检查、分离培养及鉴定	细菌性阴道病

（续上表）

	病原体	标本	检查内容	检查方法	简要临床意义
病毒	人乳头瘤病毒	组织、分泌物、脓液	病毒、抗原核酸序列	细胞学检查、分子生物技术（PCR技术、分子杂交）免疫组织化学技术（抗原检测）	尖锐湿疣、宫颈癌
	人类单纯疱疹病毒 1型 2型	分泌物、水疱、尿、血、组织	病毒抗原、核酸序列	细胞学检查、病毒抗原检测、分子生物技术（PCR技术、分子杂交）、分离培养	生殖道疱疹
螺旋体	苍白密螺旋体	分泌物、皮疹、渗出物、穿刺物	螺旋体抗体	直接显微镜检查；梅毒血清学试验	梅毒及并发症

（续上表）

病原体		标本	检查内容	检查方法	简要临床意义
衣原体	沙眼衣原体	淋巴结脓液；宫颈拭子	沙眼衣原体抗原、抗体、核酸序列	直接显微镜检查、分离培养及鉴定、免疫学检测（抗原、抗体）、分子生物技术（PCR技术、分子杂交）	前庭大腺炎、宫颈炎、子宫内膜炎、附睾炎、不育、性病淋巴肉芽肿
支原体	解脲脲原体	分泌物、中段尿	支原体核酸序列	直接显微镜检查、分离培养及鉴定、分子生物技术（PCR技术）	非淋菌性尿道炎
	人型支原体				
	生殖道支原体				

第十四章 感染性疾病相关的实验室检验

281

（五）中枢神经系统感染相关检验

病原体		标本	检查内容	检查方法	简要临床意义
寄生虫	弓形体	脑脊液、血液	弓形虫特异性抗体	血清学检查（弓形体抗原、抗体检测）	中枢神经系统弓形体病
	阿米巴	脑脊液、脓肿液	阿米巴滋养体抗体、抗原	病原学检查（直接涂片法、体外培养法）、免疫学检查（特异性抗体、抗原）	阿米巴脑脓肿
	疟原虫	血液、骨髓	滋养体特异性抗体	血液涂片（薄片或厚片）、骨髓涂片、血清学检查抗疟抗体（间接荧光抗体试验、酶联免疫吸附实验、间接血凝试验）	脑型疟疾（成人脑型疟疾、儿童脑型疟疾）

病原体		标本	检查内容	检查方法	简要临床意义
寄生虫	血吸虫	脑脊液、血液	血吸虫卵，抗原抗体	病原学检查（直接涂片法）、免疫学检查（抗体检测、抗原检测）、环卵沉淀试验（COPT）	血吸虫性脑病（表现为癫痫、脑瘤、急性脑炎脊髓炎）
	肺吸虫	痰、大便、尿、脑脊液、胸腹腔积液、血液	肺吸虫卵特异性抗体	病原学检查（直接涂片法）、活体组织检查、血清学检查（酶联免疫吸附试验、酶联免疫吸附抗原斑点试验）	脑型肺吸虫病（表现为脑膜脑炎、颅内压增高、脑组织破坏、脑皮质受刺激症状、精神症状、脊髓损坏）

（续上表）

	病原体	标本	检查内容	检查方法	简要临床意义
寄生虫	锥虫	脑脊液、血液	锥鞭毛体特异性抗体	全血压滴镜检、血液涂片染色镜检、血液厚滴染色镜检、集虫法、动物接种试验、血清学检查（补体结合试验、间接血凝）	锥虫病，嗜睡性脑炎
	猪带绦虫	脑脊液、血液	囊尾蚴抗原、抗体	病原学检查（直接涂片法、脑部病变组织病理检查）、免疫学检查（抗体检测、抗原检测及免疫复合物检测）	CNS囊虫病：无症状型、脑实质型、蛛网膜下腔型、脑室型、脊髓型

病原体	标本	检查内容	检查方法	简要临床意义
寄生虫	细粒棘球蚴绦虫	包虫囊液	棘球蚴、原头蚴特异性抗原、抗体	病原学检查（手术取出棘球蚴，或从痰、胸膜积液、腹水或尿等检获棘球蚴碎片或原头蚴等）；血清学检查（酶联免疫吸附、对流免疫电泳、间接血凝试验）	棘球蚴病或包虫病
	曼氏迭宫绦虫	血液、病变组织、粪便	裂头蚴、虫卵、特异性抗体	尼龙绢袋集卵法，免疫金标法，酶联免疫吸附试验	中枢神经系统裂头蚴病、眼裂头蚴病、内脏裂头蚴病、口腔颌面部裂头蚴病

（续上表）

病原体		标本	检查内容	检查方法	简要临床意义
寄生虫	多头绦虫	病变组织、粪便	多头蚴、虫卵	制片镜检法、饱含盐水浮集法检查虫卵	脑多头蚴病（常位于脑部和眼球，有偏瘫、呕吐、眼痛、视力衰退等症状）
	多房棘球绦虫	脑脊液、血液	特异性抗体	免疫学试验（补体结合试验、对流免疫电泳、间接血凝试验、ELISA法）	肝、肺、脑泡球蚴病（亦称泡型包虫病或多房性包虫病）
	广州管圆线虫	脑脊液、血液	幼虫特异性抗体	直接涂片法，酶联免疫吸附实验（ELISA法测IgG及IgM抗体）	嗜酸性粒细胞增多性脑脊髓炎
	棘颚口线虫	病变组织、血液	棘颚口线虫蚴特异性抗体	虫体作镜检、免疫学方法（ELISA法）	嗜酸性粒细胞增多性脑脊髓炎

	病原体	标本	检查内容	检查方法	简要临床意义
细菌	普通细菌	脑脊液	普通细菌	细菌培养与鉴定法、分子生物学法（16Sr RNA序列分析、质谱分析）	急性化脓性脊髓炎、化脓性脑膜炎、脑脓肿
	结核杆菌	脑脊液	结核杆菌抗体、核酸序列	脑脊液沉渣或薄膜涂片抗酸染色法、ELISA检测结核杆菌抗体、结核杆菌培养法、分子生物学法（PCR技术）	结核性脑膜炎（表现为颅内压升高、脑膜刺激症状、颅神经麻痹）

（续上表）

	病原体	标本	检查内容	检查方法	简要临床意义
细菌	厌氧菌	脓液、穿刺液	消化链球菌、梭杆菌、脆弱类杆菌、厌氧球菌、梭状芽孢产气杆菌，代谢产物核酸序列	病原学检查（厌氧菌培养与常规鉴定）、气相色谱（与离子色谱）分析细菌代谢产物和细胞成分、免疫学检查（荧光抗体技术能成功地识别各种厌氧菌）、分子生物学技术（PCR技术、分子杂交、16Sr RNA序列分析、质谱分析）	部分呈混合感染。脑脓肿、脑膜炎、硬脑膜积脓、脊柱硬膜上脓肿、室管膜炎、中枢神经系统血栓性静脉炎
真菌	新型隐球菌	脑脊液	新型隐球菌	墨汁染色法、斑点酶免疫渗滤法、隐球菌抗原	隐球性脑膜炎

病原体		标本	检查内容	检查方法	简要临床意义
真菌	其他真菌	脑脊液	念珠菌、曲霉菌、毛霉菌，核酸序列	直接涂片法、培养与鉴定、分子生物学技术（基因芯片、质谱鉴定、ITS序列分析）	真菌性脑膜炎
病毒	单纯疱疹病毒	血液、脑脊液	单纯疱疹病毒、核酸序列、特异性抗体	免疫学检查（酶联免疫吸附试验、斑点酶免疫渗滤法）、分子生物学技术（PCR技术）	急性坏死性脑炎（主要表现为发热、口唇疱疹、头痛呕吐、意识障碍、偏瘫、抽搐、精神异常）、脑膜炎和脊髓炎

病原体		标本	检查内容	检查方法	简要临床意义
病毒	带状疱疹病毒	脑脊液、病变组织	带状疱疹病毒抗原、核酸序列	病原学检查（电镜、细胞培养）、免疫荧光检测（抗原）、分子生物学检测（PCR技术）	带状疱疹性脑膜炎、脑炎和脊髓炎
	巨细胞病毒	脑脊液、肺泡灌洗液、病变组织	特异性抗原	病原学检查（病毒分离、电镜、细胞培养）、HCMV标志物检测（巨细胞包涵体、病毒抗原、病毒颗粒和病毒基因）、血清学诊断（血清IgG和IgM检测）、分子生物学检测（PCR技术）	巨细胞病毒脑炎；先天性坏死性脑膜炎、脑炎和脊髓炎

病原体	标本	检查内容	检查方法	简要临床意义
病毒	肠道病毒（脊髓灰质炎病毒、柯萨奇病毒、埃可病毒及新型肠道病毒等）	脑脊液、血液	肠道病毒特异性抗原、抗体、核酸序列	病原学检查（病毒分离、电镜、细胞培养）、病毒标志物检测（病毒抗原、病毒颗粒和病毒基因）、血清学诊断（血清IgG和IgM检测）、分子生物学检测（核酸杂交法、PCR技术）	急性腰脊髓神经根病、脊髓灰质炎、面神经瘫痪

（续上表）

病原体		标本	检查内容	检查方法	简要临床意义
病毒	流行性乙型脑炎病毒	血液、脑脊液	抗体（IgM，IgG）、核酸序列	病毒分离与鉴定、血清学试验（间接免疫荧光法、血凝抑制实验、中和试验）、分子生物技术（RT-PCR检测）	流行性乙型脑炎（临床上表现为高烧、意识障碍、抽搐、颅内压升高以及脑膜刺激症）
螺旋体	梅毒螺旋体	血液、脑脊液	螺旋体特异性抗体、核酸序列	病原学检查（直接检查、分离培养）、血清学检查（VDRL、RPR、TPPA、FTA-ABS）、分子生物技术（PCR检测）	脑膜血管梅毒（Ⅰ、Ⅱ期梅毒的主要临床症状）
	伯氏疏螺旋体				神经系统莱姆病

病原体	标本	检查内容	检查方法	简要临床意义
立克次体	血液、脑脊液	病原体、特异性抗体、核酸序列	病原体检查（培养、动物接种）、外斐反应、分子生物学（DNA-DNA杂交、全DNA或基因片段）	中枢神经系统症状（头痛、耳鸣、听力减退、反应迟钝、谵妄、躁狂、脑膜炎表现）

（六）皮肤、软组织、骨骼及关节感染相关检验

病原体		标本	检查内容	检查方法	临床意义
寄生虫	阿米巴	溃疡面分泌物	滋养体、包囊	直接显微镜检查、培养或动物接种、免疫检查（检测抗原、抗体）	皮肤阿米巴病，主要发生于肛门及会阴部

	病原体	标本	检查内容	检查方法	临床意义
寄生虫	利什曼氏原虫	病灶渗出物	无鞭毛体	直接涂片染色镜检；培养或动物接种；	黏膜、皮肤利什曼氏原虫病，皮肤变黑（故称为黑热病）
	细粒棘球蚴	痰液、尿液、胸水、腹水	棘球蚴砂、头节、小钩抗体	直接显微镜检查、免疫学检查（皮内试验、血清免疫学试验测抗体）	可寄生于各组织如骨组织、引起骨包虫病
	结膜吸吮线虫	眼结膜囊液	虫体	取虫体直接镜检	结膜吸吮线虫病、结膜炎和角膜炎
	猪囊虫	粪便、活体组织、血液	虫卵、节片、囊尾蚴头节抗体	直接涂片染色镜检、血清或脑脊液中抗囊尾蚴IgG抗体、活体组织检查	猪囊虫病、囊虫也可寄生肌肉组织和脑、眼
	疥螨	皮肤刮取物	幼虫、若虫和虫卵	直接涂片镜检、透明胶带法	疥疮

（续上表）

	病原体	标本	检查内容	检查方法	临床意义
寄生虫	体虱		成虫、虫卵	直接涂片镜检、透明胶带法	阴虱病
真菌	表面感染真菌	透明胶带粘贴取材法、鳞屑	孢子和菌丝、代谢产物核酸序列	病原学检查（直接镜检、组织活检、培养鉴定）、抗原检测、分子生物学技术（PCR技术、分子杂交、ITS序列分析、质谱分析、基因芯片）、代谢产物（G实验、GM实验、化学分析法、色谱法）	花斑癣、皮肤斑疹
	皮肤癣菌	皮屑、甲屑、鳞屑	分支菌丝、关节孢子、代谢产物核酸序列		发癣、甲癣、体癣
	着色真菌	皮屑、脓液、脑脊液或活组织	厚壁孢子、代谢产物核酸序列		着色真菌病
	孢子丝菌	脓液、痰、血、痂皮、组织块	孢子、代谢产物、核酸序列		孢子丝菌病

（续上表）

	病原体	标本	检查内容	检查方法	临床意义
真菌	酵母菌	皮屑、咽拭子、口腔等分泌物	孢子、菌丝、代谢产物抗原、核酸序列	病原学检查（直接镜检、组织活检、培养鉴定）、抗原检测；分子生物学技术（PCR、质谱分析、ITS序列分析）、代谢产物（G实验、色谱法）	念珠菌病
细菌	普通细菌	脓液、创伤分泌物、穿刺液、血液	金黄色葡萄球菌、肠道杆菌、淋病奈瑟菌、杜克嗜血杆菌等核酸序列	病原学检查（直接镜检、培养鉴定）、分子生物学技术（PCR、质谱分析、16Sr RNA序列分析、基因芯片）	骨髓炎、乳腺炎、感染性肌炎、感染性坏疽、疖疮、痈、蜂窝织炎、泌尿生殖道炎、浅部淋巴管炎和淋巴结炎

（续上表）

病原体		标本	检查内容	检查方法	临床意义
细菌	乙型溶血链球菌	脓液、分泌物、穿刺液、血液	乙型溶血链球菌、嗜盐弧菌、嗜水气单胞菌属核酸序列	培养鉴定、分子生物学技术（PCR技术、质谱分析、基因芯片）	蜂窝组织炎、坏死性筋膜炎、丹毒、反应性关节炎、牙周炎、牙龈脓肿、急性扁桃体炎、脓皮病、肺炎
	厌氧菌	脓液、穿刺液、关节液	梭杆菌、类杆菌、丙酸杆菌、消化链球菌、优杆菌等//代谢产物、抗体核酸序列	病原学检查（直接镜检、组织活检、厌氧菌培养与常规鉴定）、气相色谱（与离子色谱）分析细菌代谢产物和细胞成分、免疫学检查（荧光抗体技术能	皮肤脓肿、肛周脓肿、坏死性蜂窝组织炎、骨髓炎、褥疮、气性坏疽、坏死性筋膜炎、链球菌肌炎、感染性

（续上表）

	病原体	标本	检查内容	检查方法	临床意义
细菌	厌氧菌	脓液、穿刺液、关节液	梭杆菌、类杆菌、丙酸杆菌、消化链球菌、优杆菌等//代谢产物、抗体核酸序列	成功地识别各种厌氧菌）、分子生物学技术（PCR技术、分子杂交、16Sr RNA序列分析、质谱分析）	坏疽（多混合感染）。其中骨与关节感染较少见，致病菌以类杆菌为主。皮肤软组织常由产气荚膜梭菌、厌氧球菌引起

	病原体	标本	检查内容	检查方法	临床意义
病毒	水疱型 单纯疱疹病毒	疱疹液、唾液、咽喉嗽洗液、眼角膜拭子、宫颈分泌物、脑脊液	单纯疱疹病毒基因序列、抗原、抗体	病毒分离培养、免疫荧光技术检查HSV抗原、血清学诊断（补体结合试验、中和试验、间接血凝试验和间接免疫荧光检测）、分子生物技术（分子杂交技术检测HSV-DNA）	复发性口唇疱疹、皮肤疱疹、急性疱疹性口龈炎和急性疱疹性角膜结膜炎
	水痘－带状疱疹病毒	水痘－带状疱疹疱疹液、分泌物	病毒//抗原、基因序列、抗体	病毒学检查（电子显微镜检查、病毒分离）、免疫学检查（补体结合试验）、分子生物学检查（PCR方法）	眼耳带状疱疹、疱疹性脑炎、运动性麻痹、脊髓根运动神经性麻痹、水痘

病原体		标本	检查内容	检查方法	临床意义
病毒	发疹型	麻疹病毒	眼、鼻、咽分泌物，血、尿	麻疹病毒、抗原、抗体、基因序列	血清学抗体检查（ELISA法测血中特异性IgM和IgG抗体）、病原学检查（间接免疫荧光法检测抗原）、分子生物学检查（核酸杂交方法测RNA）	麻疹。可发生中毒性麻疹、休克性麻疹、出血性麻疹、疱疹性麻疹
		风疹病毒	唾液、血液	风疹病毒抗原、抗体	病毒分离、血清学检验（抗体检测）	风疹。可并发支气管炎、肺炎、中耳炎或脑膜脑炎等
		疱疹病毒6型	分泌物	疱疹病毒抗原、抗体	病毒分离、血清学检查（血凝抑制试验、中和试验或补体结合法检测抗体，ELISA法检测特异性IgM抗体）	幼儿急疹也叫婴儿玫瑰疹

病原体		标本	检查内容	检查方法	临床意义
病毒	新生物型 人类乳头瘤病毒	人类乳头瘤病毒	组织、分泌物	人类乳头瘤病毒抗体、基因序列	病毒分离、分子生物学检查（核酸杂交法、PCR技术、基因芯片技术）	青年扁平疣（人类乳头瘤病毒10、28、41型），寻常疣（人类乳头瘤病毒1、2、4、7型），跖疣（人类乳头瘤病毒1、2、4型）、尖锐湿疣（人类乳头瘤病毒6和11型）、寻常疣（人类乳头瘤病毒1、2、4、7型）

（续上表）

病原体		标本	检查内容	检查方法	临床意义
病毒	肠道病毒71型	血液、咽喉拭子、培养的病毒液	肠道病毒71型核酸序列	病毒培养鉴定、肠道病毒鉴定芯片技术	手足口病和无菌性脑膜炎、脑干脑炎和脊髓灰质炎样的麻痹等多种神经系统疾病
螺旋体	梅毒螺旋体	分泌物	梅毒螺旋体抗体	暗视野显微镜检、血清学实验（包括RPR、USR、TPHA）	先天性梅毒、后天性梅毒、梅毒引起心血管及中枢神经系统损害
	品他蜜螺旋体	皮损处刮出物	螺旋体菌抗体	暗视野显微镜检查、镀银染色镜检查、血清学试验（VDRL）	皮肤病变（品他疹、鳞屑性丘疹或色素异常）、淋巴结肿大

病原体		标本	检查内容	检查方法	临床意义
螺旋体	伯氏疏螺旋体	皮肤、组织	伯氏疏螺旋体抗体、核酸序列	病原学检查（直接检查、分离培养）；血清学检查（检测IgG和IgM）；分子生物学技术	莱姆病（慢性游走性红斑）
衣原体	衣原体沙眼生物变种	分泌物、溃疡或横痃抽吸液	衣原体抗体、核酸序列	培养、胶体金测抗原、分子生物学技术（PCR法、基因芯片技术）	沙眼、尿道炎、宫颈炎等，输卵管炎、性病淋巴肉芽肿
立克次体	普氏立克次体	皮疹、溃疡分泌物	普氏立克次体、莫氏立克次体、恙虫病立克次体核酸序列	病原培养、免疫学检查（血清学外斐反应、补体结合试验、微量凝集试验、免疫电镜）、分子生物学技术（DNA杂交、PCR检测）	流行性斑疹伤寒和斑疹伤寒
	莫氏立克次体				地方性斑疹伤寒（鼠型斑疹伤寒）
	恙虫病立克次体				恙虫病（丛林斑疹伤寒）

二、病原生物学相关检验

（一）伤寒、副伤寒的检验—肥达反应

项目	参考区间	简要临床意义
O抗体	<1：80	1. O抗体和H抗体滴度均升高：说明此患者患伤寒的可能性大
H抗体	<1：160	2. O抗体升高，H抗体滴度正常：可能是早期伤寒患者。应于恢复期再次取血作对比试验，若此时H抗体滴度升高，可诊断为伤寒
A抗体	<1：80	3. O抗体滴度正常，H抗体升高：可能是既往感染或预防接种反应
B抗体	<1：80	4. 两种抗体滴度均不高：伤寒的可能性极小，或患者免疫功能极度低下
C抗体	<1：80	5. 感染伤寒沙门菌后，一般O抗体出现较早，它是IgM型抗体，存在于血清内的时间较短（几个月），高效价O抗体常见于伤寒急性期。而H抗体为IgG型抗体，产生较慢，但效价较高，存在的时间亦较长（可长达数年）

项目	参考区间	简要临床意义
C抗体	<1∶80	6. 伤寒沙门菌与甲型、乙型副伤寒沙门菌有部分共同的O抗原，可使体内产生相同的O抗体，故O抗体特异性较低，增高时只能诊断为伤寒类疾病的感染而伤寒与副伤寒时产生的H抗体特异性较高，在免疫学反应中不发生交叉凝集，因此某一种鞭毛抗体（"H"、"A"、"B"、"C"）的升高，对伤寒与各型副伤寒有鉴别诊断意义

（二）立克次体病的检验—外斐试验

项目	参考区间	简要临床意义
OX_2	<1∶80	1. 流行性斑疹伤寒主要为OX_{19}凝集价升高，恙虫病主要表现为OX_K升高明显
OX_{19}	<1∶80	2. 恙虫病患者（患病后第1周OX_K有14%在1∶80以上，第4周可达80%）
OX_K	<1∶80	3. 布氏杆菌病、回归热病人；孕妇稍有增高

（三）结核病的检验

项目		参考区间	简要临床意义
涂片镜检		抗酸染色：阴性	临床上最常用的快速检测手段，特异性较差，某些细菌如诺卡菌可呈弱阳性
		荧光染色：阴性	是涂片镜检中阳性率较高的方法，但该法的缺点是假阳性率较高，保存时间短（<4个月）
分离培养	固体培养基法	（L-J培养基）：阴性	阳性检出时间为平均6周
	液体培养基法	Bactec法：阴性	Bactec法快速，敏感性和特异性较高
		分枝杆菌生长指数MGIT法：阴性	MGIT液体培养基的阳性检出时间可以达到8～14d

项目		参考区间	简要临床意义
分离培养	液体培养基法	MB/BacT全自动抗酸杆菌培养系统：阴性	MB/BacT检测系统用于临床标本的检测具有敏感性高、快速、自动化、全封闭无交叉污染及放射性污染等优点，但应严格控制杂菌标本过度生长的干扰，并配合L-J法
血清学检测		ELISA法：阴性	ELISA法检测的肺结核或肺外结核，血清中抗结核抗体阳性率都明显增高，在临床上用于诊断肺结核和肺外结核（特别是肺外结核）有重要意义。阳性：各种结核病，近期接种卡介苗等
		DIGFA法：阴性	DIGFA法对结核病的临床诊断和鉴别诊断有一定参考价值
		结明试验：阴性	结明试验对结核病的临床诊断和鉴别诊断有一定参考价值

（续上表）

项目	参考区间	简要临床意义
基因诊断	聚合酶链反应法（PCR）：阴性	PCR技术自1989年用于结核病研究以来已有10年。PCR技术具有一定临床应用价值，并有望成为早期评价疗效的指标。由于PCR方法本身敏感性极高，很容易出现假阳性结果，导致误诊
	基因探针技术：阴性	用已知DNA片段作为探针与待测样品DNA或其片段进行核酸分子杂交。其中Southern印迹杂交是最经典、最广泛的杂交方法，在结核杆菌检测中灵敏度较高

（四）性传播疾病相关检验

1. 艾滋病相关检验

项目	参考区间	简要临床意义
HIV抗体筛查试验	血清 酶联免疫吸附试验 （ELISA）：阴性	是最常用的HIV抗体筛查方法。它具有敏感性高、价格低廉、判断结果有客观指标、结果便于纪录和保存等优点，适合大批标本检测，是献血员筛选和临床筛查最常用的方法
	血清 化学发光法检测：各试剂厂家有差异	是一种自动化的筛查检验，一般20min就会得到结果，很适合单个样本快速检测。其灵敏度和特异性高，适合急诊、术前快速检测等
	血清 金标法（硒标法）：阴性	操作简便，结果容易判定，适合基层医院和床旁快速筛查。不能作为常规方法。只能作为另一种原理的方法学互证
	明胶颗粒凝集实验 （PA）：阴性	是一种凝集筛查实验，整个过程不需洗涤，不用任何仪器，适合少量标本检测。但由于其灵敏度和特异性不及 ELISA，故不宜献血员和大规模常规检测

（续上表）

项目	参考区间	简要临床意义
HIV抗体筛查试验	尿液 酶联免疫吸附试验（ELISA）：阴性	ELISA 法检测尿液标本HIV-1抗体具有与血液HIV抗体检测非常近似的结果，且灵敏度、特异性都比较好，特别适用于在高危人群以及血液标本采集不方便的情况下进行HIV感染的筛查工作
HIV抗体确认试验	血清 免疫印迹试验（WB）：阴性	特异性很高，是目前使用最多的HIV抗体确认试验方法
	血清 条带免疫试验（LIA）：阴性	条带免疫试验可以减少免疫印迹试验出现的大量不确定结果
	血清 免疫荧光试验（IFA）：阴性	作为对免疫印迹试验结果不确定时的补充
HIV P24抗原检测	血清 ELISA法：阴性	抗原在血清抗体阳转前2~18d即可检测到，HIV P24抗原检测主要是作为HIV抗体检测窗口期的辅助诊断

项目	参考区间	简要临床意义
HIV病毒学检测	血清 聚合酶链反应（PCR）：阴性	可用于早期诊断HIV病毒感染以及确认可疑病人和新生儿感染情况的检测。然而由于PCR方法本身敏感性极高，很容易出现假阳性结果，导致误诊
	血清 HIV基因芯片：阴性	应用DNA芯片技术在艾滋病患者出现抗体反应前监测HIV，对艾滋病的早期诊断有十分重要的意义
CD$_4^+$和CD$_8^+$ T淋巴细胞检测	全血 流式细胞技术： CD$_4^+$/CD$_8^+$：0.68～2.47	1. 辅助诊断艾滋病，HIV主要侵犯人CD$_4^+$T淋巴细胞，导致其数量上的减少和功能缺陷，最终导致各种感染和肿瘤 2. 了解机体的免疫状态以进行疾病分期，决定正确的治疗方案，并用以评价治疗方法和治疗疗效的重要指标 3. 在测定CD$_4^+$T淋巴细胞时，一般同时测定CD$_8^+$T淋巴细胞，一方面可以了解CD$_8^+$T淋巴细胞的变化情况；另一方面两者的比值也是判断疾病严重程度的指标

2. 梅毒相关检验

项目	参考区间	简要临床意义
梅毒病原学检测	渗出液或淋巴液 暗视野显微镜检验： （Ⅰ期梅毒取硬下疳渗出液，Ⅱ期梅毒取梅毒疹渗出液或局部淋巴抽出液）：阴性	阳性：查见密螺旋体，梅毒 未检出螺旋体不能排除梅毒的感染，阴性结果可能说明：①螺旋体数量不足（单次暗视野显微镜检查阳性率小于50%）。②患者已接受抗生素或杀灭梅毒螺旋体的药物治疗。③损害接近自然消退。④损害不是梅毒。⑤晚期梅毒。⑥标本取材不合格。建议连续3次检测均为阴性方能排除梅毒
	血清 聚合酶链反应（PCR）：阴性	直接检测梅毒螺旋体的DNA物质，敏感性好，能对生殖器溃疡进行早期的鉴别诊断，区分梅毒、生殖器疱疹和软下疳。但PCR方法在普通实验室操作中容易造成PCR污染，假阳性率高，且理论上PCR可查出死亡的梅毒螺旋体，在梅毒持续感染中的诊断价值有争议

（续上表）

项目	参考区间	简要临床意义
非梅毒螺旋体抗体的血清学检测	血清 性病研究实验室玻片试验 （VDRL）：阴性	可作定量及定性试验，试剂及对照血清已标准化，费用低此法常用，操作简单，需用显微镜读取结果，缺点是I期梅毒敏感性不高
	血清 不加热血清反应素试验 （USR）：阴性	原理同VDRL试验，也属于玻片絮状反应，所用抗原是改良的VDRL抗原。优点为血清不需要灭活，节省操作时间；抗原不需要临时配制。缺点为需要显微镜观察
	血清 甲苯胺红不加热血清试验 （TRUST）：阴性	作为目前最常用的梅毒筛查实验，但由于它检测的是非特异性抗体，对Ⅱ期、Ⅲ期梅毒可呈阳性反应，但对早期和治疗期梅毒可呈阴性反应，因此其检测的阳性率较低，易造成漏检，也可因室温、技术操作等因素的影响而出现假阳性

（续上表）

项目	参考区间	简要临床意义
非梅毒螺旋体抗体的血清学检测	血清 快速血浆反应素试验（RPR）：阴性	是VDRL试验的一种改良方法。试验结果易于判断，肉眼即可观察，血清不需灭活，也可用血浆进行检测，试验结果可保存
梅毒螺旋体特异性抗体的血清学试验	血清 梅毒螺旋体荧光抗体吸收试验（FTA-ABS）：阴性	被认为是当前敏感性和特异性最高的试验方法，且在Ⅰ期梅毒前几天就可以测出特异性抗体，是梅毒确诊的"金标准"。FTA-ABS是定性试验，治疗对它的影响也很小，一般用于确诊而不用于筛选
	血清 梅毒螺旋体血细胞凝集试验（TPHA）：阴性	该方法比FTA-ABS易操作且稳定性好，它的敏感性除早期梅毒外与FTA-ABS相似，对大样本进行批量检测时，TPHA也比FTA-ABS易操作。但由于血细胞具有生物活性，有时会产生非特异性凝集，且试剂保存时间较短，批间差较大等原因，目前已被TPPA试验代替

项目	参考区间	简要临床意义
梅毒螺旋体特异性抗体的血清学试验	血清 梅毒螺旋体明胶凝集试验（TPPA）：阴性	TPPA的原理与TPHA基本相同，但它以人工合成的惰性明胶颗粒代替TPHA中的红细胞作为载体，是TPHA的升级产品。试剂稳定，批间差小；结果判读更为清晰明确；敏感性和特异性较TPHA进一步提高。该方法可以作为初筛和确诊试验
	血清 酶联免疫试验（ELISA）：阴性	是目前梅毒血清学大批量标本检测时采用的方法。为双抗原夹心一步法，可减少假阳性的产生和避免弱阳性的漏检。但ELISA试剂盒品牌众多，各家采用的抗原和工艺不同，使敏感性和特异性产生较大的差异，判断结果时应注意
	血清 化学发光法：各试剂厂家有差异	阳性：特异性抗体阳性。标本如采用另外一种梅毒螺旋体特异性抗体方法检测同时为阳性时为真阳性

（续上表）

项目	参考区间	简要临床意义
梅毒螺旋体特异性抗体的血清学试验	血清 免疫印迹试验（WB）：阴性	敏感性高，特异性好，操作简单，不需要特殊仪器设备，阴阳性结果界线分明，易于判断，适于临床广泛开展
	血清 胶体金试验：阴性	是一种快速检测梅毒螺旋体特异性抗体的方法，操作简便、省时
梅毒螺旋体非特异性抗体+特异性抗体组合结果解读	血清 梅毒初筛和确诊组合二项实验（TRUST+TPPA）：均阴性	TRUST（+），TPPA（-）：假阳性 TRUST（+），TPPA（+）：现症梅毒 TRUST（-），TPPA（-）：正常人、早早期、HIV合并梅毒感染者 TRUST（-），TPPA（+）：早早期、既往感染者、治疗后、晚期 注：TRUST（初筛试验）在系统性红斑狼疮、结核、疟疾中会出现假阳性，通常这些患者TRUST的滴度不会大于1：8

3. 淋菌性尿道炎相关检验

项目	参考区间	简要临床意义
病原学检测	涂片镜检：阴性	涂片对有大量脓性分泌物的单纯淋病患者，阳性率在90%左右；对分泌物较少的慢性淋病患者，阳性率低，可取男性前列腺按摩液，以提高检出率
	培养检验：阴性	淋球菌培养是诊断的重要方法，培养法对症状很轻或无症状的男性、女性病人都是较敏感的方法，只要培养阳性就可确诊
	聚合酶链反应法（PCR）：阴性	PCR方法本身敏感性极高，但容易出现假阳性结果，导致误诊
抗原检测	固相酶免疫试验：阴性	可用来检测临床标本中的淋球菌抗原，可在妇女人群中用来诊断淋球菌感染
	直接免疫荧光试验：阴性	通过检测淋球菌外膜蛋白Ⅰ的单克隆抗体作直接免疫荧光试验

项目	参考区间	简要临床意义
PPNG检测	阴性	β-内酰胺酶，用纸片酸度定量法，使用Whatman I号滤纸PP-NG菌株能使其颜色由蓝变黄，阳性为PPNG，阴性为N-PPNG

4. 非淋菌性尿道炎相关检验

项目	参考区间	简要临床意义
解脲支原体（UU）	培养：阴性	阳性直接反映人体内存在解脲支原体。简便可靠，可同时进行药敏试验，为目前最常用的方法
	分泌物 FQ-PCR定性：阴性	阳性直接反映人体内存在解脲支原体
	分泌物 FQ-PCR定量：小于最低检测限	为相对定量检测项目，检测的病毒水平既与患者的感染量有关，也与标本的采集量有关。其拷贝数直接反映解脲支原体是否存在及病毒复制活跃程度。大于最低检测限，表示有该病原体感染

项目	参考区间	简要临床意义
解脲支原体（UU）	血清 免疫荧光检测抗体：阴性	阳性：支原体性尿道炎、支原体性宫颈炎
人型支原体（MH）	培养：阴性	简便可靠，可同时进行药敏试验，为目前最常用的方法
	基因探针技术：阴性	利用DNA探针对支原体诊断其敏感性比较差，但是特异性高
	聚合酶链反应法（PCR）：阴性	敏感性、特异性都比较高
衣原体（CT）	血清 免疫荧光检测抗体：阴性	阳性：衣原体性尿道炎、衣原体性宫颈炎、衣原体结膜炎
	细胞培养：阴性	对沙眼衣原体敏感的细胞株为Mocoy细胞、Hela-229细胞和BHK细胞，用单克隆荧光抗体染色，培养法敏感性为80%~90%，阳性即可确定诊断

项目	参考区间	简要临床意义
衣原体（CT）	细胞学检验法：阴性	在感染细胞内可有衣原体的包涵体存在。从感染部位采取细胞标本作涂片，姬姆萨染色包涵体是蓝色或暗紫色，碘染色显示褐色。但敏感性差（40%），目前已较少采用
	分泌物 FQ-PCR：阴性	阳性直接反映人体内存在沙眼衣原体。PCR将标本中数目有限的标本DNA或RNA序列（MOMP的129碱基对）成百万倍地放大，其敏感性和特异性大为提高，检测迅速，对高危人群筛选较好
	分泌物 FQ-PCR定量：小于最低检测限	为相对定量检测项目，检测的病毒水平既与患者的感染量有关，也与标本的采集量有关。大于最低检测限，表示有该病原体感染。其拷贝数直接反映人体内沙眼衣原体是否存在及病毒复制活跃程度，可作为疗效监测的标准

项目	参考区间	简要临床意义
尖锐湿疣人乳头瘤病毒（HPV6/11）	免疫酶染色：阴性	可检测感染组织细胞内的HPV抗原成分，以了解有无HPV感染。但由于HPV抗原免疫组化方法只能确认细胞核的衣壳蛋白，而此衣壳蛋白仅出现在HPV生活周期中的一个阶段（在后期病毒颗粒中产生），病变程度不同抗原量表达也不同，同时，这种方法需要大量病毒颗粒才出现阳性反应，此外，在制片过程中的处理也会使一些抗原丧失，故此法检出率较低，目前已很少应用
	抗体检测：阴性	在HPV感染的早期，由于感染时间短，HPV还未诱导出抗HPV抗体的产生，故在血清中可能检测不到抗HPV抗体。随着HPV感染时间的延长，HPV诱导产生了抗HPV抗体，故可检测到血清中抗HPV抗体。到目前为止，尚不能用血清学方法对HPV感染进行确诊，因此血清中HPV抗体阳性的临床意义有待正确评价

（续上表）

项目	参考区间	简要临床意义
尖锐湿疣人乳头瘤病毒（HPV6/11）	聚合酶链反应法（PCR）：阴性	PCR技术具有特异性强、灵敏度高、操作简便、省时，对待检原始材料质量要求低等特点。该项技术已在医学领域以及在皮肤病检测中广泛应用。目前认为PCR技术是检测HPV-DNA及分型的最好方法，是当今用于尖锐湿疣以及HPV感染诊断最常用的方法
人乳头瘤病毒高危亚型基因检测（HPV DNA高危亚型）	分泌物或活检组织FQ-PCR：小于最低检测限	为相对定量检测项目，检测的病毒水平既与患者的感染量有关，也与标本的采集量有关。一次性精确检测8种HPV高危亚型（16、18、31、33、45、52、56、58），阴性预测值99.9%。阳性直接反映人体内高危型乳头瘤病毒是否存在及复制状况，为宫颈癌的诊断提供参考

项目	参考区间	简要临床意义
人乳头瘤病毒低危亚型基因检测（HPV DNA 低危亚型）	分泌物或活检组织FQ-PCR：小于最低检测限	为相对定量检测项目，检测的病毒水平既与患者的感染量有关，也与标本的采集量有关。大于最低检测限，表示有该病毒感染
人乳头瘤病毒26种亚型基因检测（HPV DNA26种亚型）	宫颈脱落细胞或活检组织RDB：阴性	为定性检测项目，可检测19种HPV亚型，其中16种高危亚型，3种低危亚型。阳性，表示有该病毒感染，可具体判断出感染病毒型别，为临床诊断宫颈癌提供参考。混合感染比单一感染严重，16、18亚型感染提示患宫颈癌的风险较其他亚型大

（续上表）

项目	参考区间	简要临床意义
单纯疱疹病毒Ⅰ/Ⅱ型基因检测（HSVⅠ/Ⅱ-DNA）	疱液、溃疡区分泌物FQ-PCR：小于最低检测限	为相对定量检测项目，检测的病毒水平既与患者的感染量有关，也与标本的采集量有关。大于最低检测限，表示有该病毒感染

（五）感染性疾病的其他检验

项目	参考区间	简要临床意义
降钙素原（PCT）检测	血清<0.5ng/mL	PCT是一种蛋白质，当严重细菌、真菌、寄生虫感染以及脓毒症和多脏器功能衰竭时它在血浆中的水平升高。自身免疫、过敏和病毒感染时PCT不会升高。局部、轻微感染和慢性炎症不会导致其升高。PCT反映了全身炎症反应的活跃程度

项目	参考区间	简要临床意义
G试验－侵袭性真菌感染早期诊断	专用肝素抗凝血、尿液、脑脊液、胸腔积液、腹水、肺泡灌洗液等2mL 结果判断：< 60pg/mL，阴性 > 60pg/mL，阳性，建议再次采血以确诊	G试验检测真菌细胞壁成分（1-3-β-D-葡聚糖），人体吞噬细胞吞噬真菌后能持续释放该物质，引起血液和体液该成分的增加（浅部真菌感染则无此现象）。G试验适用于除隐球菌和结合菌（毛霉菌）以外所有深部真菌感染的早期诊断，尤其是念珠菌和曲霉菌，但不能确定菌种
内毒素检测—革兰阴性杆菌感染早期诊断	专用无热原、肝素抗凝血 < 10pg/mL，阴性 10～20pg/mL，临床观察期，建议动态采血检测 > 20pg/mL，阳性，建议再次采血以确诊	内毒素水平是严重细菌性炎症（尤其是革兰氏阴性杆菌）的一个特异性指标，也是脓毒症和炎症活动有关的多脏器衰竭的可靠指标。内毒素水平不仅用于鉴别诊断的急性指标，还可以用于监控炎症活动情况

（续上表）

项目	参考区间	简要临床意义
GM试验-侵袭性曲霉菌感染早期诊断	血清 <0.5pg/mL	GM试验检测半乳甘露聚糖，为曲霉菌特有的细胞壁成分。当曲霉菌丝生长时，半乳甘露聚糖从薄弱的菌丝顶端释放，是最早释放的抗原。因此，GM的量与曲霉菌量成正比，反映感染的严重程度。持续检测GM可作为曲霉治疗效果监测
嗜异性凝集试验	血清 凝集法：<1:64	增高：传染性单核细胞增多症
冷凝集素试验	血清 凝集法：<1:32	增高：原发性非典型性肺炎、支原体肺炎、免疫性溶血性贫血、传染性单核细胞增多症
布鲁菌凝集反应	血清 凝集法：<1:40	增高：布鲁氏菌感染
军团菌抗体	血清 免疫荧光法：阴性	阳性：军团菌感染
白喉杆菌类毒素抗体	血清 免疫荧光法：阴性	阳性：白喉杆菌感染

项目	参考区间	简要临床意义
破伤风杆菌类毒素抗体	ELISA法：阴性	阳性：破伤风
百日咳菌抗体	血清 ELISA法：阴性	阳性：百日咳
脑膜炎奈瑟氏菌抗体	血清 ELISA法：阴性	阳性：脑膜炎奈瑟菌感染、流行性脑脊髓膜炎
溶血性链球菌多糖体抗体	血清 ELISA法：阴性	增高：急性肾小球肾炎、血管性紫斑病、猩红热等
抗链球菌脱氧核糖核酸酶B	血清 ELISA法：<200u/mL	增高：风湿热及急性肾小球肾炎。滴度的高低与病程有关
抗链球菌多价酶	血清 ELISA法：阴性	增高：风湿热及急性肾小球肾炎。滴度的高低与病程有关

项目	参考区间	简要临床意义
念珠菌抗体（Anti-Can）	血清 ELISA法：阴性	阳性：深部念珠菌感染
肺炎支原体抗体（Mp-IgM/IgG）	血清 ELISA：阴性	IgM抗体阳性有助于肺炎支原体感染的早期诊断IgM抗体是在发生特殊症状后约7d之后可以被检测到。在首发症状后的10~30d可以检测到最大的IgM抗体浓度。12~26周IgM抗体的滴定度将降低到无法检测的程度 IgG抗体的出现要比IgM抗体晚，它在发病第5周后才达到最大浓度。阳性有助于肺炎支原体感染的既往诊断
肺炎链球菌抗原	咽拭子/鼻拭子 直接免疫荧光法：：阴性	用于临床辅助诊断肺炎链球菌感染

项目	参考区间	简要临床意义
肺炎衣原体抗体测定（Cp-IgM/IgG）	血清 ELISA：阴性	Cp-IgM阳性有助于肺炎衣原体感染的早期诊断 Cp-IgG阳性有助于肺炎衣原体既往感染的诊断。初感染第一次症状出现约2周将发生IgA和IgM抗体的上升，约5周后达到高峰，第10周时逐渐下降。正是在IgA和IgM抗体活性达到高峰的那段时间内，也开始产生IgG抗体，然后在出现症状后的第12周达到高峰，并在几年之内都有可能被检测出来。当发生再感染后往往会出现IgG抗体在IgM阴性情况下迅速上升的现象
抗腺病毒抗体 IgG/IgM	间接免疫荧光法：正常人血清：阴性	IgM阳性有助于腺病毒感染的早期诊断，IgG阳性有助于腺病毒既往感染的诊断。1～39型腺病毒感染约占呼吸道感染的6%，40型、41型能引起胃肠炎

项目	参考区间	简要临床意义
呼吸道病毒筛查实验	鼻拭子 直接免疫荧光法：阴性	阳性：呼吸道病毒（流感病毒A，流感病毒B，副流感病毒1、副流感病毒2、副流感病毒3及呼吸道合胞病毒，腺病毒等）感染。此法仅能确定患者呼吸道是常见病毒感染还是细菌或其他病原体感染，为临床是否采用抗生素治疗提供指导性的实验依据
呼吸道病毒确认实验	鼻拭子 直接免疫荧光法：阴性	阳性：可确认是呼吸道下列某种病毒感染：流感病毒A，流感病毒B，副流感病毒1、副流感病毒2、副流感病毒3及呼吸道合胞病毒，腺病毒等

（六）病毒性肝炎感染标志物的检验

见"肝脏疾病相关的实验室检验"。

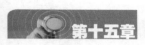

一、血型鉴定与交叉配血试验

项目	参考区间	简要临床意义
ABO血型鉴定	ABO正反定型必须一致，正常人为A、B、O、AB四种类型之一	在器官移植、亲子鉴定、ABO血型不合引起的新生儿溶血病鉴别和法医鉴定中有重要作用
RhD血型鉴定	汉族人群RhD阳性率大于99.99%，新疆维吾尔族RhD阴性率约为5%	血型不合的输血可引起溶血性输血反应，另外母婴RhD血型不合（母亲为RhD阴性，婴儿为RhD阳性）的妊娠可引起新生儿溶血病
不规则抗体筛查和鉴定	正常人不存在ABO血型抗体以外的不规则抗体	抗体筛查可以发现ABO血型以外的不规则抗体。含有不规则抗体的患者输血时，选择不含该抗体对应抗原的血制品输注，可以减少或杜绝输血不良反应的发生
交叉配血试验	主次侧管均无凝集	检验受血者和供血者是否存在血型抗原和抗体不合的情况，保证安全有效输血

二、成分输血一览表

血液成分	特 点	适 应 症
红细胞悬液（添加剂红细胞）	200mL全血离心将血浆尽量移除后，剩少量血浆，再加50mL有保存作用的添加剂，则制成1个单位的红细胞悬液，可使Hb升高约5g/L。4℃冰箱可保存35d（CPDA保存液）	贫血患者。一般内科病人的输血指征：Hb<60g/L（或Hct<0.20），术科病人的输血指征：Hb<70g/L（或Hct<0.23） 不合理输血：Hb>100g/L；Hb60～100g/L，无缺氧症状 输血前需要做交叉配血试验
少白细胞的红细胞	通过专用的白细胞滤器可得到少白细胞的红细胞，白细胞去除率可达95%～99.99%	由于反复输血或多次妊娠已产生白细胞或血小板抗体引起非溶血性发热反应的病人；准备作器官移植的病人；需要反复输血的病人，如再生障碍性贫血、白血病、重型地中海贫血等病人 输血前需要做交叉配血试验

血液成分	特 点	适 应 症
冰冻红细胞	浓缩红细胞中加入甘油防冻剂后，在-196℃液氮中低温冰冻保存，用前需解冻洗掉甘油，制备较复杂。解冻后应尽快输注	稀有血型病人输血（用其自体或稀有血型供者血冰冻保存），输用少白细胞的红细胞仍有发热者亦可选用冰冻红细胞 输血前需要做交叉配血试验
洗涤红细胞	全血经离心去除血浆和白细胞，再用无菌生理盐水洗涤红细胞3～6次，最后加50mL生理盐水悬浮即制得。本制品已将80％以上的白细胞和99％的血浆去除，同时有30％的红细胞损失，所以3个单位洗涤红细胞可使Hb增高10g/L	输全血或红细胞悬液或血浆后发生过敏反应的病人；自身免疫性溶血性贫血病人；高钾血症及肝、肾功能障碍需要输血的病人；由于反复输血或妊娠已产生白细胞抗体引起输血发热反应的病人也可用本制品。洗涤红细胞要求在6h内输用，特殊情况下4℃保存不超过12h 输血前只需做主侧配血试验

血液成分	特　点	适　应　症
浓缩血小板	机采血小板一个治疗量（1袋）处理全血约3.5L，每袋平均含血小板2.5×10^{11}。由于残留白细胞和红细胞少，输血不良反应发生率低，输注疗效好，安全性高。（22 ± 2）℃振荡条件下，于特制保存袋可保存5d，4℃保存有害	PLT$<20 \times 10^9$/L伴出血者；血小板不低而功能障碍引起出血者；大量出血、输液引起血小板稀释伴出血者；各种手术血小板应提升到50×10^9/L，关键部位（如脑）手术，血小板应提升到100×10^9/L 不合理输血：血小板$>100 \times 10^9$/L；血小板（$50 \sim 100$）$\times 10^9$/L，无出血；量不足（成人一次性输注$<2 \times 10^9$/L） ABO同型输用，不需做交叉配血试验
新鲜冷冻血浆（FFP）	新鲜全血于$6 \sim 8$h内在4℃离心将血浆分出，并迅速在-30℃以下冰冻成块，含全部凝血因子，血浆蛋白$60 \sim 80$g/L，纤维蛋白原$2 \sim 4$g/L，	PT或APTT$>$正常的1.5倍，创面弥漫性渗血；各种原因引起的多种凝血因子或AT缺乏而伴有出血表现；大量输血（输血量≥自身血容量）伴发的凝血功能障碍；紧急对抗华法令抗凝血作用

血液成分	特　点	适　应　症
新鲜冷冻血浆（FFP）	FⅧ 0.7IU/mL，用前37℃快速溶化。-20℃以下可保存1年，1年后成普通血浆	不合理输血：用于扩容；治疗低蛋白血症；补充营养；提高免疫力；与红细胞搭配输注；输注量不足（<10～15mL/kg）ABO同型输用，不需做交叉配血试验
普通冰冻血浆	保存已超过6～8h全血中分离出的血浆，或全血有效期内或过期5d内分离出的血浆，或保存超过1年后的FFP，即为普通冰冻血浆。与FFP的主要区别是缺少不稳定的凝血因子FⅤ、FⅧ，其余成分同FFP。-20℃以下可保存5年	主要用于补充稳定的凝血因子缺乏，如FⅡ、FⅦ、FⅨ、FⅩ因子缺乏；手术、外伤、烧伤、肠梗阻等大出血或血浆大量丢失ABO同型输用，不需做交叉配血试验

血液成分	特 点	适 应 症
冷沉淀	将FFP于4℃融化，至尚剩下少量冰碴时取出，0~4℃离心后剩下不溶解的白色沉淀物即为冷沉淀。每单位20~30mL由400mL全血分离血浆制备，含FⅧ 80~100U，纤维蛋白原200~300mg及丰富vWF−20℃条件下冰冻保存1年	主要适应于轻型甲型血友病、血管性血友病、先天性或获得性纤维蛋白原缺乏症、手术后出血、严重外伤、弥散性血管内凝血等要求与受血者ABO血型相同或相容，不需做交叉配血试验
血浆白蛋白	从健康人血浆中提取，250g/L人血可提取白蛋白100mL，其胶体渗透浓度与500mL血浆或1000mL全血相当。由于制备过程中已经过病毒灭活处理，无传播肝炎、艾滋病等疾病的危险。4℃可保存5年	肝脏疾病、肾脏疾病、新生儿溶血病、烧伤、失血性休克等

（续上表）

血液成分	特 点	适 应 症
免疫球蛋白	从健康人血浆中提取，一般为100~120g/L浓度，含有健康人血浆中的各种抗体，有增强免疫功能的作用。4℃可保存2年	适用于防治病毒性传染病、丙种球蛋白缺乏症及某些内源性过敏性疾病。静脉注射丙种球蛋白配合抗生素应用可控制严重感染
照射血液成分	由血液辐照仪用25~30Gy γ射线照射，可以杀灭血液制品中有免疫活性的淋巴细胞，从而防止输血相关性移植物抗宿主病（TA-GVHD）的发生。常用的有辐照红细胞和辐照血小板等	免疫缺陷或免疫抑制的病人

三、输血不良反应

输血副反应是指在输血过程中或输血后，受血者发生了用原来疾病不能解释的、新的症状和体征，如寒战、发热、皮肤潮红、心悸、呼吸急促、咳嗽、腰酸背痛等。引起输血副反应的主要原因是免疫反应，其次是一些非免疫因素引起，如细菌污染、空气栓塞、循环超负荷等。输血副反应按发生的时间可分为即发反应（24h内）和迟发反应（24h后，甚至输血后十几天），按免疫学分类，可分为免疫反应和非免疫反应，常见的临床输血副反应及分类如下表：

副反应类型	即发反应	迟发反应
免疫性反应	发热反应	溶血反应
	过敏反应	输血相关性移植物抗宿主病
	溶血反应	输血后紫癜
	输血相关性急性肺损伤	
非免疫性反应	细菌污染	血色病
	循环超负荷	血栓性静脉炎
	空气栓塞	
	非免疫性溶血反应	
	肺微血管栓塞	

四、输血相关的病原体检验

临床上，献血员或受血患者均需进行输血前病原体的检验，主要包括HBsAg、HCV、PRP、HIV，简要临床意义见"肝脏疾病，感染性疾病相关的实验室检验"

五、组织配型相关的实验室检验

项目	参考区间	简要临床意义
人类白细胞抗原-Ⅰ类、Ⅱ类基因分型	血清学法：检出HLA-A、B、DR共6个等位基因（含纯合子）	对移植供者和患者进行HLA-A、B、DR基因分型，根据分型结果分析供受者之间HLA相合程度，一般而言，相合程度越高移植效果越好
群体反应性抗体检测	PRA法：阴性	正常人群中大多数人PRA检测阴性，检测阳性提示该个体体内存在HLA-Ⅰ类、Ⅱ类IgG型抗体
交叉淋巴细胞毒试验	血清学法：阴性	阳性结果表示患者体内存在针对供者淋巴细胞上抗原的细胞毒抗体

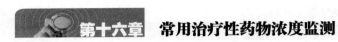

第十六章　常用治疗性药物浓度监测

项目	参考区间	简要临床意义
苯　妥　英（钠）	血清、肝素血浆 多点免疫速率法： 治疗浓度： 39.6～79.2μmol/L	苯妥英测量用于监测患者对苯妥英的依赖性和疗效，也用于潜在的用药过量监测
苯巴比妥	血清、肝素血浆 多点免疫速率法： 治疗浓度：65～172μmol/L	苯巴比妥测量用于监测患者对苯巴比妥的顺应性和治疗，也用于潜在的用药过量监测
碳酸锂片	血清、肝素血浆 冠乙醚偶氮比色法： 治疗浓度：0.6～1.2mmol/L 潜在毒性浓度：>1.5mmol/L 严重毒性浓度：>2.5mmol/L	锂测量用于监测患者对锂的顺应性和治疗，也用于潜在的用药过量。中毒的症状包括呆滞、嗜睡、肌无力和运动失调

临床检验掌中宝

项目	参考区间	简要临床意义
丙戊酸	血清、EDTA血浆 葡萄糖6-磷酸脱氢酶速率法： 治疗浓度： 346.5～831.6 μmol/L 可能的毒性：>693.0 μmol/L 严重毒性：>1 386.0 μmol/L	高浓度的丙戊酸会导致中枢神经抑制，震颤和血小板减少。较高浓度时可能会增加发生致命性肝中毒，昏迷或脑水肿的危险性
卡马西平	血清 化学发光法： 治疗浓度：16.9～42.3 μmol/L	用药过量可出现肌肉抽动、震颤、角弓反张、反射异常、心跳加快、休克、头痛、视力障碍等中毒症状
地高辛	化学发光法：0.8～2.0 ng/L	主要用于诊断和治疗急性用药过量，过量用药可能导致药物中毒、心衰
利多卡因	GLC法： 治疗量：5.1～21.3 μmol/L	增高：药物中毒

项目	参考区间	简要临床意义
普鲁卡因酰胺	HPLC法： 治疗量：17~42 μmol/L	增高：药物中毒、肝肾损害
茶碱	血清 化学发光法：10~20 μg/mL	高浓度时患者临床表现为恶心、呕吐、胃部不适等消化系统症状，还可出现心率增快、心律失常、血压下降等心血管系统症状，头晕、兴奋、失眠、惊厥、精神错乱等神经系统症状 降低：药量不足
咖啡因	血清、肝素血浆 葡萄糖6-磷酸脱氢酶速率法： 治疗浓度：41~103 μmol/L 可能的毒性：>258 μmol/L	测量咖啡因主要用于监测咖啡因水平以确保适当的疗效
醋氨酚	血清、肝素血浆 对氨基苯酚比色法： 治疗浓度：66~199 μmol/L 可能的毒性：>1 323 μmol/L	醋氨酚测量主要用于诊断和治疗急性用药过量，过量用药可能导致严重肝中毒和中毒性肾损害

项目	参考区间	简要临床意义
庆大霉素	血清、EDTA或肝素血浆 葡萄糖6-磷酸脱氢酶速率法： 低于严重感染的治疗谷： $<2.16\mu mol/L$ 有生命危险的感染的治疗谷：$<4.32\mu mol/L$ 产生毒性的谷：$>4.32\mu mol/L$ 低于严重感染的治疗峰：$10.80\sim17.28\mu mol/L$ 有生命危险感染的治疗峰：$17.28\sim25.92\mu mol/L$ 产生毒性的峰：$>25.92\mu mol/L$	测量庆大霉素主要用于诊断或判断治疗过程中庆大霉素是否过量，以及监测庆大霉素水平以确保适当的疗效。长时间的高浓度庆大霉素治疗可能引起肾损害或耳毒性反应

第十六章 常用治疗性药物浓度监测

（续上表）

项目	参考区间	简要临床意义
妥布霉素	血清、EDTA或肝素血浆 葡萄糖-6-磷酸脱氢酶速率 　法： 低于严重感染的治疗谷： 　<2.14μmol/L 有生命危险的感染的治疗 　谷：<4.28μmol/L 产 生 毒 性 的 谷 ： 　>4.28μmol/L 亚 严 重 感 染 的 治 疗 峰 ： 　10.70～17.12μmol/L 有生命危险感染的治疗峰： 　17.12～25.68μmol/L 产 生 毒 性 的 峰 ： 　>25.68μmol/L	长时间的高浓度妥布霉素可能会引起肾损害或 肾毒性

项目	参考区间	简要临床意义
万古霉素	血清、EDTA血浆 葡萄糖-6-磷酸脱氢酶速率法： 治疗谷浓度： $3.35 \sim 6.70 \mu mol/L$ 毒性峰浓度：$>26.80 \mu mol/L$	高浓度对肾损伤和正在接受氨基糖苷类治疗的病人发生耳中毒和中毒性肾损害的危险性增加
氯霉素	治疗峰浓度：20mg/L 治疗谷浓度：<5mg/L 毒性峰浓度：>25mg/L 毒性谷浓度：>5mg/L	高浓度时可能对骨髓产生抑制，严重时可引起再生障碍性贫血。药物浓度异常升高，可引起循环衰竭。长期应用偶见视神经炎、共济失调、维生素缺乏及二重感染等
环孢霉素A	对环孢霉素A血药浓度的治疗范围没有统一的标准。术后6个月内最佳浓度为250～600ng/mL或300～700ng/mL。6个月以上则最佳血药浓度为200～400ng/mL	增高：毒性反应与剂量相关，约1/3用药者有肾毒性，可出现血清肌酐、尿素氮增高、肾小球滤过率减低等肾功能损害、高血压等

（续上表）

项目	参考区间	简要临床意义
他克莫司	移植后1个月以内15～20μg/L，2～3个月10～15μg/L，3个月至1年5～10μg/L，1年以后5μg/L	该药具有肾毒性及神经毒性等不良反应，且和用药剂量呈相关性
阿司匹林	PAgT：正常的20%～30% BT：治疗前的1.5倍 PLT：正常的40%	小剂量的阿司匹林（80～325 mg/d）无需作实验室监测，PAgT应以花生四烯酸为诱聚剂监测血小板聚集
噻氯匹啶	PAgT：正常的20%～30% BT：治疗前的1.5倍 PLT：正常的40%	用噻氯匹啶250～500 mg/d作抗血小板治疗的患者，在用药开始的1～2周内，需每周检测PAgT、BT和PLT各1次，待进入稳定期后改为每2～4周检测1次

项目	参考区间	简要临床意义
肝素	APTT是监测肝素的首选指标，较正常对照组延长1.5～2.5倍 血浆肝素：0.2～0.4IU/mL AT-Ⅲ：<60%时肝素抗凝效果减低，<30%时肝素几乎失去抗凝效果	各种不同的APTT试剂对肝素的反应差异性较大。另外，APTT也受内源凝血系统各因子的含量和某些抗凝物质的影响
低分子量肝素	抗Xa活性： 预防用药：0.2～0.4U 治疗用药：0.4～0.8U	小剂量LMWH（≤3 000AFXaU）时可不用监测
华法令	PT-INR是监测口服抗凝剂的首选指标，国人INR以2.0～2.5为宜	不同抗凝病人INR的目标值不完全一样，请参照"第一章INR的简明临床意义"
链激酶/尿激酶	Fbg：1.2～1.5 g/L TT＞正常对照1.5～2.5倍 FDP：300～400 mg/L	溶栓治疗过程中，当Fbg<1.5g/L，TT＞正常对照3倍，FDP＞400mg/L时，其临床出血并发症增加3倍

附　录

一、检验标本留取的基本要求及注意事项

（一）尿液标本留取的基本要求及注意事项

尿常规检查，留清晨第一次尿20mL以上于清洁容器内送检，不能被粪便污染，女性月经期暂不宜留取。留取规定时间内如3h或12h等尿标本时，必须在清晨7点排空小便后开始留尿，将规定时间内的尿都留在一个大容器中，直到最后一次尿排完为止，全部送检。为了防止尿液变质，除按要求加入防腐剂外，还应将尿放置在阴凉处。

通常以留清晨第一次尿为好，早晨小便最浓缩，尿量和成分比较稳定。为防止放置时间长尿内蛋白质变性，红细胞破坏会影响检查结果，门诊患者常采集随机尿液。收集尿液之后，应立即送实验室检查，夏天留尿15min内送检，冬季也不要超过30min。

尿液标本留存常用的防腐剂

防腐剂名称	用　量	应用范围
甲苯	每100mL尿加0.5mL甲苯	一般化学成分的定性和定量检验，如Glu，Pro，Cr，UA等

防腐剂名称	用 量	应用范围
麝香草酚	每100mL尿加0.1g	尿浓缩结核菌，尿电解质等化学测定，不能作蛋白，胆色素的检验
甲醛	每30mL尿加1滴	12h尿沉渣检验，不适用于化学检验
盐酸/冰醋酸	每100mL尿加1mL	尿中肾上腺素、去甲肾上腺素、尿17-酮皮质类固醇（17-KS）、尿17-羟皮质类固醇（17-OHCS）、尿香草扁桃酸（VMA）、醛固酮、尿素、钙、磷酸盐等测定
碳酸钠	每100 mL尿加1g	卟啉类化合物的测定（尿应置于棕色瓶内）

（二）大便标本留取的基本要求及注意事项

大便常规检查，用竹签或木片采取约蚕豆大一块新鲜粪便，装入专门留取标本的盒内，必要时写上姓名，立即送检。如大便有脓血时，应留取脓血部分，水样便要用容器留送，检查寄生虫时要在粪便各部分都留一点。

查大便隐血时，留标本前3天即要禁食肉类、肝、血、大量绿叶及含铁食物，留取的大便标本不能混入尿液，也不能混入其他分泌物、泻剂、钡剂和灌肠液。

（三）痰标本留取的基本要求及注意事项

留取痰液作常规检查时，应在早晨漱口后用力咳出气管深处的痰液，留于清洁容器内送检。如为查找癌细胞，可用95%的酒精浸泡送检。留取24h痰标本时，要将时间范围内的痰集中留于清洁容器内，时间范围一般从早晨7点至第二天早晨7点，不可将唾液、漱口水、鼻涕等混入标本内。

（四）精液标本留取的基本要求及注意事项

采取手淫法、电动按摩法或体外射精法留取，最好采取前两种方法，后一种方法容易遗漏前面一部分精液而影响检查结果。采集精液前要禁房事3~7d，以保证精子的最高质量。容器要清洁、干燥。标本要全部留取，不能遗漏。不能用未经处理的避孕套留取，以防化学成分和润滑剂影响精子的成分、质量和活力。留取精液后要立即将标本送检，时间不能放置过长，以免精子死亡。

（五）呕吐物标本留取的基本要求及注意事项

在呕吐时，用痰杯或其他清洁容器接取，并立即送检。

（六）血液标本留取的基本要求及注意事项

1. 避免剧烈运动

强烈肌肉运动明显影响体内代谢，引起血中某些成分浓度的改变，如乳酸、肌酸激酶（CK）、谷氨酸转氨基转移酶（AST）、乳酸脱氢酶（LDH）、碱性磷酸酶（ALP）、葡萄糖（GLU）等的升高，故一般主张抽血前24h内不做剧烈运动，于清晨采血，住院病人可在起床前取血，匆忙赶到门诊的人应至少休息15min后取血。

2. 注意合理饮食

除了急诊或其他特殊原因外，一般主张在禁食12h左右空腹取血，延长空腹时间（饥饿）或餐后血液的化学成分都会引起变化。如饥饿时血糖及蛋白质降低、胆红素升高；餐后血糖、血钾、碱性磷酸酶及甘油三酯通常升高，无机磷降低，血清可呈混浊。另外饮食量及质对检验结果也有影响，如高蛋白饮食可使血清尿素、血氨、尿酸升高；高脂肪饮食引起乳糜微粒血症，导致血清混浊；饮水过多或过少可使血液稀释或浓缩；含咖啡因的饮料可使儿茶酚胺释放等。血液成分中受饮食影响，变动幅度较大的成分有钾离子（K^+）、Glu、总胆固醇（TC）、无机磷（IP）等。

3. 饮酒的影响

立即影响的是使乳酸、尿酸等增加，连续饮酒可见AST、丙氨酸氨基转移酶（ALT）、G-谷氨酰转肽酶（G-GT）上升，而G-GT上升最明显。长期饮酒者往往有甘油三酯血症，G-GT也会长期不正常。

4. 避免紧张与情绪激动

否则可以影响神经-内分泌功能，影响呼吸，使血糖、乳酸等升高。

5. 药物的影响

很多药物入人体后可使某些检验项目结果增高或降低。如咖啡因可使血糖和胆固醇增高；冠心平可使甘油三酯和乳酸脱氢酶减低；维生素C可使乳酸脱氢酶减低；血和尿中维生素C能影响测定过程中的化学反应；维生素B_2使尿液呈现黄色；口服避孕药可影响脂质代谢，可使转氨酶升高等。故病人在检验前应尽可能停服对试验有干扰的药物。

6. 取血时体位的影响

体位（站立、坐位、卧位）改变可以引起某些检验指标的显著变化，故建议取血时以坐位5min后取血为宜。

（七）常见微生物培养标本的采集方法及注意事项

1. 血液及骨髓标本

（1）采集方法。

① 每份血培养为需氧瓶和厌氧瓶各一瓶，采血量：成人采血量10mL，儿童1～5mL。血和肉汤比（1∶5～1∶10）。

②采血培养应该尽量在使用抗菌药物之前进行，在24h内采血2～3次（一次静脉采血注入多个培养瓶中视为单次血培养）。

（2）注意事项。

①由于发热时血液可能没有细菌，对间歇性寒战或发热应在寒战或体温高峰到来之前0.5～1h采集血液，或于寒战或发烧后1h进行。

②对疑为急性原发性菌血症、真菌血症、脑膜炎、骨髓炎、关节炎或肺炎的患者，应在不同部位采集2～3份血培养。

③不明原因发热，如隐形脓肿、伤寒热和波浪热，先采集2～3份血标本，24～36h后估计体温升高之前，再采集2份以上。

④可疑为细菌性心内膜炎，在1~2h内多部位采集3份标本，如24h阴性，再采集3份以上的血标本。

⑤含血样的培养瓶应立即送实验室；如不能及时送检，应将其放在室温，切忌冰箱存放。因为某些苛氧菌可在冰箱温度中死亡，从而使培养阳性率下降。

2. 导管相关血流感染的标本

导管相关血流感染指患者使用的中心静脉导管留置 48 h后发生感染的现象，经导管头端培养出的微生物与患者外周血所分离出的微生物相同，并伴随临床症状，称为导管相关的血流感染。

（1）采集方法。

①Makis半定量法：接种方法（半定量培养）：取导管尖端 5cm，在血平板表面往返滚动1次，培养 24 h，细菌菌数≥15cfu/平板即为阳性。

②从穿刺部位抽血定量培养，细菌菌数≥100cfu/mL，或细菌菌数相当于对侧同时取血培养的 4~10 倍。

（2）静脉导管相关感染的分类及常见类型的诊断。

①导管微生物定植：插管部位无临床感染征象，而导管末端半定量培养发现微生物≥15cfu/平板。

②局部感染：穿刺部位 2cm内局部皮肤红、肿、热、痛，有硬块，穿刺口有炎性分泌物；导管尖端细菌培养阳性，血培养阴性。

③小室感染：完全植入式输液工具（输液港）表面的皮肤有红肿、坏死，或包容皮下输液港的软组织腔室产生脓性分泌物。

④隧道感染：覆盖导管表面组织和穿刺部位大于 2cm ，沿置管的皮下途径出现红、肿、压痛，伴有或不伴有全身感染的表现。

⑤输液相关的血液感染：输液和经其他部位静脉抽取的血液分离出相同病原体，且无其他感染来源者。

⑥导管相关性血流感染（ CRBSI ）：导管定量或半定量培养和其他静脉抽取的血液培养分离到相同病原体，并且病人有血液感染的临床表现如发热、寒战和（或）低血压，而无明显的其他感染来源；血流感染病人导管培养不能取得实验室证据，但如果拔取导管全身感染征象好转，可认为是 CRBSI 的间接证据。

（3）导管相关感染的原因。

①长期住院。

②长时间留置导管。

③输液连接口上高菌落数。

④穿刺部位的高菌落数，如使用的敷料不当，局部有血迹残留等，都可以导致局部的高菌落数。

⑤留置的部位：股静脉比颈静脉容易发生感染，颈静脉又比锁骨下静脉更容易发生感染。

⑥穿刺包消毒不彻底或使用了过期的穿刺包、局部及导管残留血迹都是容易导致感染的原因。

⑦置管时的无菌屏障不足。

⑧穿刺技术水平差，导致的创伤越大，感染发生率就越高。

⑨导管材质、病人抵抗力等也是引起导管相关性血流感染的原因。

3. 痰标本

（1）采集方法。

①自然咳痰法：为减少口腔正常菌群污染标本，生理盐水漱口，从深部咳出，最好为清晨咳痰。对于痰量少或无痰的患者可采用雾化吸入45℃10%NaCl溶液，使痰液方便排出。

②气管镜采集法：用支气管镜在肺内病灶附近用导管吸引或用支气管刷直接取得标本。

③胃内采痰法：无自觉症状的肺结核病人尤其婴幼儿不会咳嗽，有时将痰误咽入胃中，可采集胃内容物做结核分支杆菌培养。

④小儿取痰法：用弯压舌板向后压舌，用棉拭子深入咽部，小儿受刺激咳嗽时，可喷出肺部或气管分泌物黏在拭子上。

（2）注意事项。

①以晨痰为好。多数病人清晨痰较多，易于采集。且清晨痰含有的病理成分较多。能增加培养的阳性率。

②最好在应用抗生素前采集标本。

③标本立即送检，以防某些细菌在外环境中死亡。

④结核分枝杆菌和真菌的标本如不能及时送检，应放4℃保存，以免杂菌生长。

⑤抗酸染色阳性菌不等于结核杆菌，还包括很多非结核的分支杆菌。

4. 化脓和创伤标本

（1）采集方法。

①开放性感染和已溃破的化脓灶：先用生理盐水冲洗表面的污染菌，用灭菌拭子采取脓液及病灶深部的分泌物。

②闭锁性脓肿：一般采用穿刺或手术引流的方法。采集前先用2.5% ~ 3%的碘酊和75%的酒精消毒周围皮肤。

（2）注意事项。

①应在抗生素应用前或停药1周后采集标本，如不能停用抗生素，应在下次抗生素应用前采集。

（2）尽量取化脓组织和正常组织交界处的脓液，因为脓液中心的细菌大部分已死亡，交界处的活菌较多，会提高阳性率。

（3）对慢性感染，因污染严重，很难分离到致病菌，可取感染部位下的组织，研磨成组织匀浆接种于培养基。

5. 尿液标本

（1）采集方法。采集清洁中段尿，最好留取早晨清洁中段尿标本，嘱咐患者睡前少饮水，清晨起床后用肥皂水清洗会阴部，女性应用手分开大阴唇，男性应翻上包皮，仔细清洗，再用清水冲洗尿道口周围；开始排尿，将前段尿排去，中段尿10~20mL直接排入专用的无菌试管中，立即送检。

（2）注意事项。

①通常留取清晨第一次尿，保证尿在膀胱内停留6-8h，否则阳性率低。

②尿液标本必须新鲜，最好在半小时内作培养，否则在室外温内放置过久易造成污染或细菌繁殖造成假阳性。

③尽量在用药前采集标本；应用抗生素后做尿细菌培养，可能会造成假阴性。应由医护人员采集或在医护人员指导下正确留取。

6. 粪便标本

（1）采集方法。大便培养检查的标本应在疾病早期，使用抗生素之前采集，然后用无菌棉签在大便上面取脓血部分少许，收集到一个盖子紧密且带棉拭子的无菌试管内。或用消毒棉签蘸生理盐水后插入肛门5~7cm处，轻轻转动带出少许大便，置入试管内送检。这项工作一般由医生、护士做。

（2）注意事项。

标本采集后一般不能超过2h送检。如标本不能立即检验，应保存于冰箱，棉拭子可放入无菌的5%甘油或缓冲甘油盐水保存液中。

二、院感相关检验标本的采集方法及注意事项

检验项目	标本类别	说明及注意事项
空气采样及培养检测	空气	1. 采样原则：①采样时间：选择消毒处理后与进行医疗活动之前期间采样。②采样高度：与地面垂直高度80～150cm。③布点方法：室内面积≤30㎡，在一条对角线上取3点，即中心1点、两端距墙1m处各取1点；室内面积>30m²，设东、西、南、北、中5点，各个点均距墙1m。④采样方法：用9cm直径血琼脂平板在采样点暴露5min后送检培养 2. 注意事项：①采样后必须尽快对样品进行相应指标的检测，送检时间不得超过6h，若样品保存于0℃～4℃条件时，送检时间不得超过24h。②不得检出乙型溶血性链球菌、金黄色葡萄球菌及其他致病性微生物。在可以污染情况下进行相应指标的检测，鉴定到种。 溶血性链球菌检验、沙门氏菌检验、铜绿假单胞菌检验、金黄色葡萄球菌检验参照"细菌鉴定的标准操作程序执行"

检验项目	标本类别	说明及注意事项
医务人员手采样及检测	手表面	1. 采集要求：①采样时间：在接触病人、从事医疗活动前进行采样。②采样操作： 1）没有用消毒液，清水冲洗的双手：被检人五指并拢，将浸有无菌生理盐水采样液的棉拭子一支在双手指曲面从指根到指端来回涂擦各两次（一只手涂擦面积约30cm²），并随之转动采样棉拭子，剪去手接触部位，将棉拭子放入装有5mL无菌生理盐水管内送检。2）用消毒液，并用清水冲洗干净的双手：方法同1）。3）用消毒液，但没有用清水冲洗干净的双手：被检人五指并拢，将浸有无菌生理盐水采样液的棉拭子一支在双手指曲面从指根到指端来回涂擦各两次（一只手涂擦面积约30cm²），并随之转动采样棉拭子，剪去手接触部位，将棉拭子放入装有5mL含有中和剂的肉汤管内送检 2. 注意事项：如在平板上发现致病菌（如：溶血性链球菌、沙门氏菌、金黄色葡萄球菌、铜绿假单胞菌），有明显溶血的菌落或氧化酶阳性（+）菌落，或院内发生感染则要求做细菌鉴定。细菌鉴定参见"细菌鉴定操作规则"

附
录

（续上表）

检验项目	标本类别	说明及注意事项
物体表面采样及检测	物体表面	1. 采集要求：①采集时间：选择消毒处理后的4h内进行采样。②采集方法：用浸有无菌生理盐水采样液的棉拭子1支在物体表面来回涂抹，若被采表面<100cm²，取全部表面；若被采表面≥100cm²，取100cm²。未用消毒剂的物体表面采集的标本接种在装有5mL无菌生理盐水的试管内送检。已使用消毒剂物体表面采集的标本接种在5mL 含0.1%硫代硫酸钠肉汤的试管内送检

（续上表）

检验项目	标本类别	说明及注意事项
物体表面采样及检测	物体表面	2. 采样分类表

标本	消毒剂分类	培养基
环境（如：墙面、地面等）	未用消毒剂	生理盐水或普通肉汤
	使用消毒剂	0.1%硫代硫酸钠肉汤
无菌物品（如：一次性物品，经高压灭菌或环氧乙烷灭菌的物品）		普通肉汤
口表、氧气湿化瓶		
内镜、医疗器械等	使用醛类消毒剂	0.3%甘氨酸
手培养	用复方制剂消毒液浸泡	吐温肉汤
	未用消毒液浸泡	生理盐水或普通肉汤
食堂、肠道门诊	检测大肠杆菌	麦康凯

（续上表）

检验项目	标本类别	说明及注意事项
物体表面采样及检测	物体表面	3. 注意事项：如在平板上发现致病菌（如：溶血性链球菌、沙门菌、金黄色葡萄球菌、铜绿假单胞菌），有明显溶血的菌落或氧化酶阳性（+）菌落，或院内发生感染则要求作细菌鉴定。细菌鉴定参见细菌鉴定操作规则。

三、常见抗菌药物分类、作用机制及合理应用

（一）常见抗菌药物作用机制

作用部位	抗菌药物
抑制细胞壁合成	β-内酰胺类：如青霉素、头孢菌素类，碳青霉烯类、单环β-内酰胺类、β-内酰胺酶抑制剂、万古霉素、杆菌肽、磷霉素、异烟肼
干扰胞浆膜的功能	多黏菌素、两性霉素、制霉菌素 咪唑类：如酮康唑、氟康唑等
抑制蛋白质合成	四环素类、氯霉素类、大环内酯类、氨基糖甙类、林可霉素类、克林霉素类、氟胞嘧啶、甲硝唑、替硝唑类

作用部位	抗菌药物
抑制核酸合成	喹诺酮类、利福平、阿糖胞苷、新生霉素、抗病毒药
影响叶酸代谢	磺胺类、对氨基水杨酸、乙胺丁醇

（二）抗菌药物按其对细菌的作用分类

分类	抗菌药物
繁殖期杀菌剂	青霉素类、头孢菌素类
静止期杀菌剂	氨基糖苷类、多黏菌素类、喹诺酮类
速效抑制剂	大环内酯类、四环素类、氯霉素
慢效抑制剂	磺胺类

（三）抗菌药物的联合治疗可能出现的结果

联合作用	结果
协同	两种抗菌药使用的效果较两药相加时更强
累加	两药效果之和

（续上表）

联合作用	结果
无关	不超过其中较强者
拮抗	较其中较强者单独应用的效果还差

（四）各类抗菌药物合用的可能效果

联合作用	结果
繁殖期杀菌剂＋静止期杀菌剂	协同
繁殖期杀菌剂＋速效抑制剂	拮抗
速效抑制剂＋慢效抑制剂	累加
繁殖期杀菌剂＋慢效抑制剂	无关或累加

（五）常见细菌耐药机制及治疗建议

（1）β－内酰胺酶阳性，对所有青霉素类、大多数一代头孢耐药，治疗时建议选择含酶抑制剂复合抗生素或对该酶稳定的抗生素。

（2）产超广谱β－内酰胺酶（ESBLs阳性），对所有青霉素类、头孢类和氨曲南耐药。治疗时建议选择碳青霉烯类、头孢霉素类、部分氨基糖苷类或β－内酰胺酶抑制剂复合类抗生素。

（3）耐甲氧西林的凝固酶阴性葡萄球菌（MRSCN），对所有β-内酰胺类抗生素（包括含抑酶剂复合剂）耐药，要注意其他药物的多重耐药性。

（4）耐甲氧西林的金黄色葡萄球菌（MRSA），对所有β-内酰胺类抗生素（包括含抑酶剂复合剂）耐药，要注意其他药物的多重耐药性。

（5）耐万古霉素的肠球菌（VRE），万古霉素和氨基糖苷类联合治疗无效，并要注意其他药物的多重耐药性。

（6）高水平耐氨基糖苷类（HLAR）阳性，青霉素类和氨基糖苷类联合治疗无效，并要注意其他药物的多重耐药性。

（7）AmpC酶阳性，对所有青霉素类，头孢类（不含四代头孢）、含抑酶剂复合剂和氨曲南耐药，而对碳青霉烯类，四代头孢敏感。

（8）长期应用喹诺酮类治疗过程中，葡萄球菌属可发展其耐药性。因此最初敏感的分离株在开始治疗后3~4d后可以变为耐药，应反复测试菌株的药敏情况。

（9）用三代头孢菌素治疗，肠杆菌属、枸橼酸菌属和沙雷菌属可发展为耐药性。敏感菌株在开始治疗3~4d内就可变为耐药。因此，要反复测试这些菌株的药敏情况。

（10）D-试验（红霉素诱导克林霉素耐药试验）阳性，提示此菌株可能对克林霉素耐药。

（11）在长期使用各种抗生素治疗过程中，铜绿假单胞菌有可能发生耐药，因此初次分离的敏感菌株在治疗3～4d后可能发生耐药，应反复测试菌株的药敏情况。

（12）嗜麦芽窄食单胞菌对碳青霉烯类抗生素（亚胺配南、美罗配南）天然耐药。根据美国临床实验室标准化组织规定，嗜麦芽窄食单胞菌只报告米诺环素、左氧氟沙星、复方新诺明KB法药敏试验结果，其他抗菌药物可能已被批准用于临床治疗，但因研究不充分尚未建立纸片扩散法折点。

（13）根据美国临床实验室标准化组织规定，洋葱伯克霍尔德菌只报告米诺环素、头孢他啶、复方新诺明、美罗培南KB法药敏试验结果，其他抗菌药物可能已被批准用于临床治疗，但因研究不充分尚未建立纸片扩散法折点值。

（14）肠球菌测定氨苄西林可以代表氨苄西林和阿莫西林，也可对β－内酰胺酶阴性的肠球菌的阿莫西林/棒酸、氨苄西林/舒巴坦、哌拉西林、哌拉西林/他唑巴坦的耐药性。

（15）由铜绿假单胞菌引起的严重感染，青霉素类药物若敏感则提高治疗剂量。单一用青霉素类抗菌药物常致临床治疗失败，应考虑增加体外对铜绿假单胞菌有抗菌活性的第2种药物（如氟喹诺酮类、氨基糖苷类。）

（16）严重的肠球菌感染，如心内膜炎，需要氨苄西林、青霉素或万古霉素（敏感株）加一种氨基糖苷类药物进行联合治疗，可发挥协调作用。

（17）FDA确认A群及B群链球菌感染临床上是不需要作青霉素及其他的β－内酰胺类药的药敏试验的，常规也不需要作万古霉素试验，因为尚未发现对它的耐药株。

（18）苯唑西林敏感的链球菌对所有青霉素类，青霉素/酶抑制剂，三代头孢和碳青霉烯类都敏感.

（19）阿莫西林、氨苄西林、头孢吡肟、头孢噻肟、头孢曲松、头孢呋新、厄他配南、亚胺培南和美洛培南可以用于肺炎链球菌引起的感染的治疗，但是这些药物还没有可靠的纸片扩散法药敏试验，其药敏结果仅供临床参考。

（20）分娩期妇女感染B 群链球菌的预防用药，推荐使用青霉素和氨苄西林，低危险性青霉素过敏的妇女推荐用头孢唑啉，而高危险青霉素过敏者，建议使用克林霉素或红霉素。

（21）对青霉素敏感的链球菌可认为其对氨苄西林、阿莫西林、阿莫西林/克拉维酸、氨苄西林/舒巴坦、头孢克洛、头孢唑啉、头孢地尼、头孢吡肟、头孢丙烯、头孢噻肟、头孢布烯（仅A 群链球菌）、头孢曲松、头孢呋辛、头孢泊肟、头孢唑肟、头孢噻吩、头孢匹林、头孢拉定、亚胺培南、氯碳头孢和美洛培南敏感。

（22）呋喃妥因只用于对尿道感染的治疗。

（23）β-内酰胺酶阳性流感嗜血杆菌提示对青霉素、氨苄西林、阿莫西林耐药（耐药机制多为TEM型β-内酰胺酶）。

（24）阿莫西林/克拉维酸、阿齐霉素、克拉霉素、头孢克洛、头孢丙烯、氯碳头孢、头孢地尼、头孢克肟、头孢泊肟及头孢呋辛酯等口服抗生素可用于嗜血杆菌属引起的呼吸道感染的经验治疗。

（25）β-内酰胺酶阳性卡他布兰汉菌提示对青霉素、氨苄西林、阿莫西林耐药。

附
录

（26）脑膜脓毒金黄杆菌对多种广谱抗生素（如氨基糖苷类、β-内酰胺类、四环素类、氯霉素类）有耐药性。

（27）支气管博德特氏菌在体外对某些氨基糖苷（庆大霉素、阿米卡星），某些青霉素（替卡西林），某些头孢菌素（头孢哌酮、头孢他啶）等敏感，但对红霉素有抗性。

（28）气球菌大多对氨基糖苷类、红霉素、四环素耐药。

（29）红斑丹毒丝菌属对青霉素、头孢菌素、克林霉素、亚胺培南、氯霉素、红霉素、四环素和氟喹诺酮类敏感。

（30）利福平不能单独用于抗菌治疗，需联合用药。

（31）革兰阳性杆菌无药敏标准，请临床医师根据经验选择用药（主要为β-内酰胺类抗生素）。

（32）放线菌病用药首选氨苄西林、青霉素和阿莫西林，对于青霉素过敏者可选多西环素、头孢曲松、克林霉素和氯霉素。

（33）葡萄芽假丝酵母菌对两性霉素B天然耐药。

（34）克柔假丝酵母菌对氟康唑（大扶康）天然耐药。

（35）光滑假丝酵母对氟康唑常不敏感，对氟康唑存在剂量依赖性，增加剂量约70%治疗有效。

（36）根据CLSI规定：曲霉菌无药敏标准，请临床医师根据经验选择用药，侵袭性曲霉菌病可选用伊曲康唑、伏立康唑、两性霉素B、卡泊芬净，或者联合使用。

（37）分离于泌尿道的链球菌菌株不常规报告

（38）四环素敏感的菌株也被认为对多西环素和米诺环素敏感。然而，四环素中介或耐药的某些菌株可以对多西环素或米诺环素或二者敏感。

（39）链球菌用红霉素可以预告阿齐霉素、克拉霉素、地红霉素的敏感性。

（40）红霉素、阿奇霉素、克拉霉素抗菌活性相似，不用同时测定。

（六）常见手术预防用抗菌药物表

手术部位	抗菌药物选择
头颈外科手术	第一代头孢菌素
经口咽部黏膜切口的大手术	第一代头孢菌素+甲硝唑
心脏手术	第一代、第二代头孢菌素
神经外科手术	第一代、第二代头孢菌素，头孢曲松
血管外科手术	第一代头孢菌素
乳房手术	第一代头孢菌素

（续上表）

手术部位	抗菌药物选择
腹外疝手术	第一代头孢菌素
应用植入物或假体的手术	第一代、第二代头孢菌素
骨科手术（包括用螺钉、钢板、金属、关节置换）	第一代、第二代头孢菌素
胸外科手术（食管、肺）	第一代、第二代头孢菌素，头孢曲松
胃十二指肠手术	第二代头孢菌素
胆管手术	第二代头孢菌素，有反复感染史者可选头孢曲松、头孢哌酮、头孢哌酮／舒巴坦
阑尾手术	第二代头孢菌素或头孢噻肟；＋甲硝唑
结肠、直肠手术	第二代头孢菌素或头孢曲松或头孢噻肟；＋甲硝唑

手术部位	抗菌药物选择
泌尿外科手术	第二代头孢菌素；环丙沙星
妇产科手术	第二代头孢菌素或头孢曲松或头孢噻肟；+甲硝唑

注意：对 β-内酰胺类抗菌药物过敏者，可选用克林霉素；耐甲氧西林葡萄球菌发生率高的医疗机构，如果进行异物植入手术（如人工心瓣膜植入、永久性心脏起搏器放置、人工关节置换等），可选用万古霉素预防感染

参考文献：

[1] Lothar Thomas. 临床实验诊断学：实验结果的应用和评估[M]. //吕元，朱汉民，沈霞，等，译. 上海：上海科学技术出版社，2004.

[2] 丛玉隆. 检验与临床诊断系列[M]. 北京：人民军医出版社，2006.

[3] 叶应妩，王毓三，申子瑜. 全国临床检验操作规程[M]. 3版. 南京：东南大学出版社，2006.

[4] 刘俊江，李明泉，周慧敏. 内分泌科疾病诊断标准[M]. 北京：科学技术文献出版社，2009.

[5] 庄俊华，黄宪章.临床检验掌中宝[M]. 广州：广东科技出版社，2004.

[6] 邹和建，Winfried Stoecker，译. 自身抗体[M]. 2版. 北京：人民卫生出版社，2009.

[7] 周新，府伟灵. 临床生物化学与检验[M]. 4版. 北京：人民卫生出版社，2007.

[8] 胡成进. 公衍文检验结果临床解读[M]. 2版. 北京：人民军医出版社，2010.

[9] 熊立凡. 临床检验基础[M]. 4版. 北京：人民卫生出版社，2007.